Therapiekompendium Tumorschmerz und Symptomkontrolle

3. Auflage

D. Zech, St. A. Schug, St. Grond

PERIMED-spitta
im Spitta Verlag GmbH

Ammonitenstraße 1, 72336 Balingen

Anschrift der Autoren:

Dr. D. Zech
Dr. St. A. Schug
Dr. St. Grond
Institut für Anästhesiologie und Operative Intensivmedizin der Universität Köln
Joseph-Stelzmann-Str. 9
50937 Köln

Die Deutsche Bibliothek – CIP-Einheitsaufnahme
Grond, Stefan: Therapiekompendium Tumorschmerz und Symptomkontrolle /
St. Grond ; St. A. Schug. – 3. Aufl.
Balingen : PERIMED-spitta im Spitta Verlag GmbH, 1996
ISBN 3-929587-46-7
NE: Schug, Stephan A.; Grond, Stefan

ISBN 3-929587-46-7

Druck: Uhl, 78315 Radolfzell a. Bodensee

Inhalt

B. Symptomkontrolle

Anhang

Vorwort zur 3. Auflage

Unser Freund Detlev Zech, der Erstautor dieses Buches, ist im letzten Jahr verstorben. Er baute die Schmerzambulanz an der Kölner Universitätsklinik für Anaesthesiologie auf, war Sprecher des Arbeitskreises „Tumorschmerz" der Deutschen Gesellschaft zum Studium des Schmerzes und trug durch seine Vorträge und Publikationen wesentlich zur Verbesserung und Verbreitung der Tumorschmerztherapie im In- und Ausland bei. Die tägliche Praxis in der Schmerzambulanz und auf der Palliativstation sowie seine wissenschaftlichen Untersuchungen bildeten die Grundlage für die Entstehung dieses Therapiekompendiums.
Aufgrund des großen Interesses wurde jetzt eine Neuauflage erforderlich. Die dritte überarbeitete Auflage berücksichtigt die große Zahl neuer Analgetikazubereitungen sowie die aktuelle Betäubungsmittelverschreibungsverordnung. Mit der Neuauflage dieses Kompendiums möchten wir dem Anliegen von Detlev Zech entsprechen, die Versorgung von Tumorschmerzpatienten weiter zu verbessern.

Köln, Auckland 1996
Stephan A. Schug und Stefan Grond

Vorwort zur 2. Auflage

Das rege Interesse, das dieses kleine Kompendium fand, hat bereits nach kurzer Zeit eine Neuauflage erforderlich gemacht. Offensichtlich haben die knapp gefaßten Behandlungsrichtlinien viele Leser angesprochen. Hätte sich dadurch eine bessere Versorgung der Tumorschmerzpatienten ergeben, so wäre das Hauptanliegen der Autoren erfüllt.
Neben der notwendigen Aktualisierung und einigen Änderungen in der Gliederung wurde diese Neuauflage um einige Schmerztherapiekapitel ergänzt und um den Bereich „Behandlung anderer Symptome" erweitert. Letzteres trägt der Tatsache Rechnung, daß neben Schmerzen auch zahlreiche andere Beschwerden die Lebensqualität terminaler Tumorpatienten in gleichem Maße beeinträchtigen können. Da die palliative Behandlung dieser Symptome nicht immer den klassischen Therapierichtlinien folgt, erschien uns eine stichwortartige Darstellung der Behandlungsprinzipien im Rahmen dieses Kompendiums wichtig. Hierbei wurden die Erfahrungen der Hospizbewegung entsprechend berücksichtigt.
Maria Horsch möchten wir für ihre Mitwirkung an der ersten Auflage danken. *Stefan Grond,* der seit Jahren im Bereich Schmerztherapie unserer Abteilung tätig ist, hat die entstandene Lücke gefüllt.

Köln, Auckland 1992
Detlev Zech, Stephan A. Schug, Stefan Grond

Vorwort zur 1. Auflage

Eine Tumorerkrankung ist für viele Patienten untrennbar mit Schmerzen verknüpft. Tatsächlich leiden durchschnittlich etwa 40 % der Karzinompatienten unter Schmerzen, in der terminalen Phase der Erkrankung sind es sogar bis zu 90 %. Angesichts dieser Zahlen ist es erschreckend, daß 70 % der Patienten keine oder nur eine unzureichende Schmerztherapie zukommt, obwohl nur etwa 5 % dieser Patienten nicht effektiv therapierbar wären.

Diese Zahlen haben uns dazu veranlaßt, das nun vorliegende Kompendium zu verfassen. Seit über vier Jahren betreibt unsere Abteilung Schmerztherapie bei Tumorpatienten. Die ständig steigende Zahl uns zugewiesener Patienten und uns um Rat und Hilfe bittender Angehöriger und Kollegen hat uns gezeigt, daß zu diesem Gebiet viele grundlegende Informationen nicht allgemein bekannt sind. Wir haben deshalb versucht, die sich im Laufe unserer Arbeit bewährten Erfahrungen zu möglichst allgemeinen Richtlinien umzuarbeiten und in einem handlichen Kompendium zusammenzufassen.

Das Ergebnis kann kein Lehrbuch sein, muß größtenteils auf theoretische Erörterungen verzichten und soll auch nicht die einzelnen regionalen Verfahren im Detail beschreiben; es soll aber für die Praxis anwendbare Informationen vermitteln, diese an Beispielen verdeutlichen und praktische Hinweise zur Durchführung der Therapiemaßnahmen enthalten.

Wir haben uns bemüht, diesen Ansprüchen gerecht zu werden. Dies konnte sicher nicht in allen Punkten möglich sein, deshalb wären wir für Anmerkungen und Kritik zu den einzelnen Kapiteln dankbar.

Köln 1988 Detlev Zech, Stephan A. Schug, Maria Horsch

A. Schmerz-behandlung

Grundlagen der Tumorschmerztherapie

Schmerzursachen bei Tumorpatienten

Die den Schmerz ursächlich bedingenden Faktoren sind bei der Auswahl der Therapiemethode unbedingt zu beachten. Hierbei hat sich eine Einteilung in die vier Untergruppen tumorbedingter, tumorassoziierter, therapiebedingter und von Tumor oder Therapie unabhängiger Schmerz bewährt. Dabei ist besonders die Abgrenzung tumorbedingter Schmerzen von den anderen Schmerzursachen von Bedeutung, da sich bei den Letzteren häufig ein ganz anderer therapeutischer Ansatz ergibt. Die folgende Übersicht zeigt Beispiele für die verschiedenen Schmerzursachen auf.

Tumorbedinger Schmerz:
- Weichteilinfiltration
- Knochenmetastasierung
- Nervenkompression oder -infiltration
- Erhöhter intrakranieller Druck
- Ulzeration mit und ohne Infektion
- Verlegung von Hohlorganen
- Infiltration solider Eingeweide
- Kompression von Gefäßen und Lymphbahnen

Tumorassoziierter Schmerz:
- Dekubitus
- Lymphödem
- Pilzinfektion
- Zosterneuralgie

– Tiefe Venenthrombose
– Lungenembolie

Therapiebedingter Schmerz:
– Postoperative Neuralgie
– Neuropathie nach Chemotherapie
– Fibrose nach Bestrahlung
– Phantomschmerz
– Narbenschmerz

Von Tumor oder Therapie unabhängiger Schmerz:
– Migräne
– Osteoarthritis
– Rheumatoide Arthritis u.v.a.m.

Systematik klinischer Schmerzsyndrome

Bei der Schmerzanalyse wird die Schmerzsymptomatik zunächst den hauptsächlich irritierten Strukturen des nozizeptiven Systems zugeordnet: den Nozizeptoren, den peripheren und zentralen Anteilen des Nervensystems oder dem vegetativen Nervensystem.

Nozizeptorschmerz

Hier wird der lokale vom übertragenen Schmerz unterschieden. Der lokale Schmerz wird als eher scharf begrenzt am Läsionsort verspürt, der sowohl auf der Körperoberfläche als auch in der Tiefe liegen kann. Nozizeptorschmerzen in der Tiefe des Körpers sind z.B. der *Weichteilschmerz* (dumpf, bohrend oder ziehend, evtl. krampfartig) oder der *Knochenschmerz* (dumpf, bohrend, evtl. punktförmig stechend, belastungsabhängig). Im Gegensatz dazu ist der viszerale Schmerz ein Nozizeptorschmerz, der nicht am Entstehungsort, sondern an einer anderen Stelle wahrgenommen wird *(Übertragungsschmerz)*. Bekannt sind in diesem

Zusammenhang die sogenannten Headschen Zonen, bei denen Areale der Hautinnervation solchen der viszeralen Innervation zugeordnet werden können.

Projizierter Schmerz

Projizierter Schmerz entsteht häufig als Folge von Funktionsstörungen an Strukturen der peripheren und zentralen Schmerzleitung. Ein häufig verwendetes Synonym ist neuralgieformer oder neuropathischer Schmerz. Derartige Schmerzen treten häufig paroxysmal auf. Der Schmerzcharakter wird meist als stechend, einschießend und elektrisierend beschrieben.

Schmerzen durch Irritation des vegetativen Nervensystems

Derartige Schmerzen entstehen bei Tumorpatienten meist aufgrund komplizierter Regelkreisstörungen im Bereich vegetativer Strukturen, besonders des Sympathikus. Charakteristisch ist ein regionaler, unscharf begrenzter Schmerz, der oft als brennend oder reißend beschrieben wird und mit vegetativen Symptomen einhergehen kann. Darüber hinaus verlaufen viszerale, schmerzleitende Afferenzen häufig gemeinsam mit efferenten sympathischen Fasern.

Anamnese und Untersuchung des Schmerzpatienten

Bei jedem Schmerzpatienten ist grundsätzlich eine allgemeine Anamnese zu erheben und eine gründliche körperliche Untersuchung durchzuführen. Besonderer Wert ist hierbei auf die Beachtung der lokalen Ausbreitung des Tumors, des neurologischen Status (insbesondere in bezug auf motorische, sensible und vegetative Störungen) sowie – zur Planung von lokalen

Therapieverfahren – etwa vorhandener Hautveränderungen zu legen. Bei der Anamnese müssen die zeitliche Dauer der Tumorerkrankung, die zuletzt erhobenen Befunde zur Beurteilung der Tumorausdehnung und bisher durchgeführte Therapiemaßnahmen sowie der psychosoziale Status (Lebensverhältnisse, psychische Situation, Versorgungsmöglichkeiten) beachtet werden. Daneben sollte eine spezielle Schmerzanamnese erhoben werden. Hierbei ist insbesondere auf folgende Faktoren Wert zu legen:

- Lokalisation des Schmerzes
- Schmerzintensität
- Art und Charakter des Schmerzes
- Zeitliche Entwicklung und Verlauf des Schmerzes
- Äußere Bedingungen für die Auslösung
- Faktoren, die zu Schmerzverstärkung oder -reduktion führen
- Begleitphänomene

Bewährt hat sich der Einsatz spezieller Schmerzanamnesebögen, die die oben dargestellten Faktoren in Form von Antwortkatalogen abfragen. So ist z. B. sinnvoll, für Art und Charakter des Schmerzes folgende Antwortmöglichkeiten anzubieten: klopfend, hämmernd, ziehend, drückend, dumpf, reißend, stechend, kribbelnd, brennend, bohrend, krampfartig, pulsierend, einschießend. Als hilfreich hat sich daneben die Verwendung eines Körperschemas erwiesen, in das der Patient Schmerzlokalisation(en) und -ausstrahlung einzeichnen kann (siehe Formular 1 im Anhang, S. 155).

Das Resultat des kompletten Erfassungsvorganges sollte eine Schmerzdiagnose sein, die Ursache, Art und Lokalisation der Schmerzsymptomatik enthält. Ist dies anhand der klinischen Befunde nicht möglich, so ist bei therapeutischer Relevanz (z. B. Planung lokaler Verfahren) und unter Berücksichtigung des Krankheitsstadiums eine evtl. auch aufwendige apparative Diagnostik erforderlich.

Beurteilung der Schmerzintensität

Schmerz ist im Gegensatz zu Sinnesqualitäten wie Hören und Sehen aufgrund der komplexen Vorgänge, die mit seinem Erleben verbunden sind, kaum objektivierbar, sondern stark von subjektiven und emotionalen Faktoren abhängig.
Laborversuche an Probanden, die eine objektive Schmerzmessung zum Ziel hatten (z. B. evozierte Potentiale), führten bislang nicht zu algesimetrischen Verfahren, die sich in die Klinik übertragen ließen. Besonders schwierig gestaltet sich dabei die Messung chronischer Schmerzen. Im klinischen Routinebetrieb haben sich deshalb zur Evaluierung der Schmerzintensität Skalen durchgesetzt, mit deren Hilfe der Patient selbst seine subjektive Schmerzintensität einschätzen soll. Obwohl der Selbsteinschätzung die höchste Aussagekraft zugesprochen wird, sind auch Fremdeinschätzungen durch Angehörige, Pflegepersonal oder Arzt üblich. Dies ist gerade bei terminalen Tumorpatienten, die in den letzten Lebenstagen oder -stunden häufig keine Angaben mehr machen können oder wollen von besonderem Interesse.

Die *Verbal Rating Scale* (VRS) führt mehrere Stufen ein, die als Skalierung dienen. Diese werden mit Begriffen wie
- kein Schmerz,
- leichter Schmerz,
- mäßiger Schmerz,
- starker Schmerz,
- sehr starker Schmerz und
- stärkster vorstellbarer Schmerz

belegt, die der Patient seiner momentanen Situation zuordnen soll. Die Einführung weiterer Stufen (> 5–7) führt zu keiner Verbesserung der Trennschärfe. Die Verwendung deskriptiver (z. B. stark) und affektiver (z.B. unerträglich) Termini sollte nicht in derselben Skala verwendet werden, da die Messung sonst an Aussagekraft verliert.

Die *visuelle Analogskala* (VAS) verwendet kontinuierliche Skalen ohne Stufen, bei denen der Patient die Schmerzempfindung durch die Länge einer Strecke ausdrückt. Hierbei wird das eine Ende mit „kein Schmerz“, das andere mit „stärkster vorstellbarer Schmerz“ bezeichnet. Die Angabe erfolgt in mm oder cm Streckenlänge (maximal 100 bzw. 10 vom Nullpunkt aus).

Eine weitere Alternative bietet die *Numeric Rating Scale (NRS),* bei der der Patient, in Analgoie zur VAS, sein momentanes Schmerzempfinden einer Zahl zwischen 0 und 100 zuordnet (siehe Abbildungen im Anhang).

Vergleiche zwischen VAS, NRS und VRS zeigen enge Korrelationen, jedoch werden Veränderungen durch Analogskalen besser dokumentiert. Nachteil der VAS ist jedoch, daß schwerkranke und ältere Patienten oft mit der Skala nicht zurechtkommen. Es ist letztlich ungeklärt, welche der Meßmethoden für algesimetrische Untersuchungen an Tumorpatienten besser geeignet ist. Häufig werden beide Verfahren gleichwertig eingesetzt. Um tageszeitliche Schwankungen der Schmerzintensität erfassen zu können, wird heute eine 4mal tägliche Messung empfohlen. Um ein differenzierteres Bild zu erhalten und gezielter behandeln zu können, sollte gesondert nach Schmerzattacken gefragt werden. Fragen nach dem Auftreten und der Intensität anderer Beschwerden geben weitere Anhaltspunkte über die Verträglichkeit der Therapie und die körperliche Verfassung des Patienten. Sogenannte Schmerztagebücher haben sich gerade in der ambulanten Behandlung bewährt (siehe Formular 3 im Anhang, S. 159). Aufwendigere Schmerzfragebögen sind jedoch aus Gründen der Patientenbelastung nur für Studienzwecke geeignet.
Zusätzliche Beurteilungsmöglichkeiten erhält man über eine systematische Beobachtung des Verhaltens der schmerzkranken Person; aufschlußreich sind hierbei besonders Audrucks- und motorisches Verhalten. Auch die Beeinflussung des Nachtschlafens durch den Schmerz bietet hier gute Anhaltspunkte.

Beeinflussung der Schmerzschwelle

Schmerz hat eine starke subjektive Qualität, die durch psychische Faktoren erheblich beeinflußt wird; dies muß insbesondere bei der Betreuung von Tumorschmerzpatienten berücksichtigt werden. Die bisherige Erfahrung zeigt, daß besonders folgende Faktoren die Schmerzschwelle senken und damit zu einer stärkeren Schmerzwahrnehmung führen können:
- Schlaflosigkeit
- Sorgen
- Angst
- Traurigkeit
- Introversion
- Depression
- Soziale Abhängigkeit
- Langeweile
- Isolation

Neben der medizinischen Behandlung ist deshalb auch eine Berücksichtigung der psychosozialen Situation des Patienten erforderlich. Hierbei ist folgendes anzustreben:
- Befreiung von Begleitsymptomen der Erkrankung
- Sorge für ausreichenden Nachtschlaf
- Verständnis für die Situation des Kranken
- Zuwendung und ausreichende Zeit der Betreuer
- Abbau von Ängsten durch Erklärung (z. B. Krankheitsverlauf)
- Hoffnung erhalten
- Beschäftigung (z. B. spielen, malen)
- Einbeziehung der Angehörigen
- Hilfestellung bei der Lösung von Problemen

In diesem Sinne können auch Anxiolytika und Antidepressiva bei richtiger Indikation eine Anhebung der Schmerzschwelle bewirken, sie dürfen jedoch nicht als Ersatz für menschliche Zuwendung mißbraucht werden.
Aus dieser Auflistung wird verständlich, daß die Behandlung tumorkranker Schmerzpatienten einen hohen Zeitaufwand erfor-

dert. Nur intensive Zuwendung und einfühlsames Eingehen auf die Probleme des Patienten, meist mit einem für den Therapeuten nicht unbelastenden emotionalen Engagement verbunden, können die Basis einer solchen Behandlung sein. Ein vertrauensvolles Verhältnis zwischen Arzt und Patient, welches für eine Kooperation bei den geplanten, oft komplexen und in das Leben des Patienten eingreifenden Therapiemaßnahmen unbedingt erforderlich ist, kann sich dabei, von seltenen Ausnahmen abgesehen, nur auf der Grundlage einer umfassenden Aufklärung über Art, Umfang und Prognose der malignen Erkrankung entwickeln. Eine häufig mit dem Motiv Barmherzigkeit begründete, absichtliche Verschleierung der Situation gegenüber dem Patienten erspart zwar dem Therapeuten ein oft schwieriges und belastendes Gespräch, bewirkt aber in der Folgezeit häufig mangelhafte Compliance, Ablehnung invasiver Methoden und Unverständnis für symptomatische Therapiemaßnahmen, die dem Patienten dann verständlicherweise „nicht einsichtig“ sind.

Unbedingt abzulehnen ist, nicht nur aus juristischen Gründen (Schweigepflicht), die häufig praktizierte Aufklärung der Angehörigen ohne Wissen der Betroffenen. Ein solches Vorgehen kann nicht nur das Arzt-Patient-Verhältnis schwer belasten, sondern auch zu einem völligen Vertrauensverlust des Patienten gegenüber dem engsten Familienkreis führen und ihn damit völlig isolieren.

Therapiemethoden in der Übersicht

Zur Behandlung von Tumorschmerzen stehen eine Vielzahl von Behandlungsmethoden zur Verfügung, die in Abhängigkeit von Tumorlokalisation, Schmerzdiagnose, Krankheitsstadium und individuellen Faktoren eingesetzt werden. Die Kombination verschiedener Verfahren ist die Regel. Folgende Methoden können unterschieden werden (Tab. 1).

Kausale Therapie – Operative Verfahren – Chemo- und Hormontherapie – Strahlentherapie
Systemische Pharmakotherapie – Orale, rektale und sublinguale Applikation – Applikation über Sonden – Transdermale Applikation – Parenterale Applikation
Lokale Pharmakotherapie – Peridurale Applikation – Intrathekale Applikation – Intraventrikuläre Applikation
Nervenblockaden, chemische Neurolysen, Kryoanalgesie – Infiltrationsverfahren – Periphere und rückenmarksnahe Leitungsverfahren – Sympathikusblockaden
Elektrostimulationsverfahren – Transkutane elektrische Nervenstimulation (TENS) – Hinterstrangstimulation (DCS = dorsal column stimulation) – Hirnstimulation (DBS = deep brain stimulation)
Destruktive neurochirurgische Verfahren – Thermokoagulation des Ganglion Gasseri – Hohe perkutane Chordotomie – Offene Chordotomie
Psychotherapeutische Verfahren – Entspannungsverfahren – Hypnose – Biofeedback – Imagination
Physiotherapie
Hilfsmittel – Stützkorsett – Rollstuhl – Prothesen

Tab. 1 Therapiemethoden in der Übersicht

Kausale Therapie

In den meisten Fällen medizinischer Entscheidungsfindung wird kausalen Therapieansätzen die Priorität über symptomatische gegeben. Diese Regel gilt nicht so grundsätzlich für die Therapie terminaler Tumorerkrankungen. Hier können beide Ansätze oft sinnvoll kombiniert werden. Als ein Beispiel kann die Behandlung von Knochenschmerzen gesehen werden, bei denen eine medikamentöse symptomatische Behandlung rasche Linderung bringt, während die Strahlentherapie letztendlich das bessere Langzeitergebnis, nicht nur hinsichtlich Analgesie, sondern auch im Hinblick auf die Funktion, erzielt.

Operative Verfahren

Operative Verfahren haben in der palliativen Behandlung einen wichtigen Stellenwert. Hier sind zunächst palliative Resektionen und die Entlastung flüssigkeitsgefüllter Hohlräume durch die verschiedenen operativen Disziplinen zu nennen, die in dieser Übersicht nicht näher behandelt werden können. Zu betonen ist, daß die Indikationsstellung immer individuell erfolgen muß und Faktoren wie Lebenserwartung und Lebensqualität zu berücksichtigen sind.

Eine weitere wichtige und sehr wirkungsvolle Maßnahme ist die chirurgisch-orthopädische Versorgung pathologischer Frakturen. Diese Art operativer Intervention resultiert häufig nicht nur in guter Schmerzreduktion, sondern auch in deutlich verbesserter Mobilisation bzw. Pflegeerleichterungen.

In ähnlichem Zusammenhang sind hier schließlich Verfahren wie Dekompressionslaminektomien zu nennen, die nach Kompressionsfrakturen der Wirbelsäule Schmerzlinderung und neurologische Funktionsverbesserung erreichen können.

Chemo- und Hormontherapie

Chemotherapie kann Analgesie bewirken. Dieser Effekt beruht hauptsächlich auf einer Verkleinerung des Tumors, jedoch spielen auch die antiphlogistischen Wirkungen vieler Zytostatika und ihr vermuteter Einfluß auf die Neurotransmission eine Rolle. Zu beachten ist jedoch, daß Chemotherapie auch algetische Wirkungen durch Extravasation, Neuropathie, Myalgie und aseptische Nekrosen haben kann.
Hormonsensible maligne Tumoren wie Mamma-, Prostata- und Uteruskarzinome können unter Umständen auch durch Hormone palliativ behandelt werden, wobei eine Schmerzreduktion erzielt werden kann. Ein typisches Beispiel ist die Verwendung hochdosierten Medroxyprogesteronacetats bei Prostatakarzinommetastasen.

Strahlentherapie

Die Strahlentherapie ist eine der wichtigsten Zusatztherapien bei der Behandlung von Tumorschmerzen. So werden rund 20 % unserer Patienten im Laufe ihrer Erkrankung wegen Schmerzen bestrahlt. Selbst bei terminalen Patienten ist eine mögliche Bestrahlung stets in Erwägung zu ziehen.
Zielsetzung der palliativen Strahlentherapie ist die Verhinderung, Beseitigung oder Verbesserung von:
- Schmerzen
- Bewegungseinschränkung
- Frakturen
- Querschnittslähmung
- Luftnot, Husten, Auswurf

- Stenosen und Kompressionen
- Abflußbehinderungen
- Blutung, Sekretion und Exulzerationen

Typische *Indikationen* zur palliativen Strahlentherapie sind:
- Hautmetastasen
- Lymphknotenmetastasen
- Knochenmetastasen
- Hirnmetastasen
- Obere Einflußstauung
- Augenmetastasen
- Bronchusobstruktion/-kompression
- Rektumkarzinomrezidive
- Drohende Querschnittssymptomatik

Behandlungsmethode der Wahl stellt die Strahlentherapie bei Tumorschmerzen infolge von Skelettmetastasen, Rektumkarzinomrezidiven und großen Weichteilinfiltrationen dar. Für diese Indikationen wird bei über 80 % der Patienten Schmerzfreiheit oder -reduktion für bis zu 6 Monaten berichtet.
Schwerer durch eine Radiatio zu beeinflussen sind neuralgieforme Schmerzen; während Schmerzen durch tumorbedingte Nervenkompression gut auf eine Strahlentherapie ansprechen, gilt dies nicht für die Nerveninfiltration, besonders bei Destruktion eines Nervenplexus.
Nicht lohnenswert ist im allgemeinen die Bestrahlung intraabdomineller Rezidive eines Kolon- oder Ovarialkarzinoms, da diese Behandlung oft mit erheblicher Übelkeit, Erbrechen und Diarrhöe verbunden ist. Desgleichen gilt, daß die Radiotherapie bei Pleuraergüssen oder Aszites nur selten nützlich ist. Hier kann die Instillation von Radionukleiden oder Zytostatika erwogen werden.
Umstritten ist die Anwendung von Radionukleiden ^{90}Yttrium bei diffuser Skelettmetastasierung. Hier wurden die besten Ergebnisse beim metastasierten Prostatakarzinom berichtet. Die eigenen Erfahrungen sind gering, die beobachteten Resultate hinsichtlich der analgetischen Wirkung unbefriedigend.

Systemische Pharmakotherapie

Grundlagen

Die Behandlung chronischer Schmerzen erfordert die Beachtung einiger Prinzipien, die sie grundsätzlich von der Therapie akuter Schmerzen unterscheidet. Während bei der Behandlung akuter, z. B. postoperativer Schmerzen eine zusätzliche Sedierung häufig erwünscht ist, muß sie bei Tumorpatienten im Interesse der Lebensqualität vermieden werden (Ausnahme: unbeherrschbare Schmerzen in der Finalphase). Der angestrebte Wirkungszeitraum ist bei akuten Schmerzen kurz und beträgt 2 bis 4 Stunden, um den weiteren Verlauf der Symptomatik beurteilen zu können; beim chronischen Schmerzpatienten sollte die Wirkdauer jedoch solange wie möglich sein. Standarddosierungen (1 Ampulle), wie sie bei akuten Schmerzen üblicherweise appliziert werden, sind bei chronischen Schmerzpatienten nicht sinnvoll; hier hat eine individuelle Dosisanpassung stattzufinden. Koanalgetika (d. h. Medikamente, die nicht zur Gruppe der Analgetika gehören wie z.B. Psychopharmaka oder Kortikosteroide), die in der Therapie akuter Schmerzen selten eingesetzt werden, finden bei chronischen Schmerzen breite Anwendung.

Bei der Auswahl des Applikationsweges sind insbesondere pharmakokinetische Überlegungen relevant. Der Patient mit akuter Schmerzsymptomatik soll rasch und für eine begrenzte Zeit schmerzfrei gehalten werden. Deshalb ist hier eine parenterale Applikation mit schnellem Erreichen des Wirkspiegels und ebenfalls raschem Abfall des Blutspiegels die Applikationsform der Wahl. Im Gegensatz hierzu ist für den chronischen Schmerzpatienten die orale Applikation die Methode der Wahl, denn das relativ langsame Erreichen des Wirkspiegels ist nicht von Bedeutung, die verlängerte Wirkdauer aber erwünscht. Jedoch sprechen nicht nur diese pharmakokinetischen Argumente für eine orale Applikation, sondern auch die damit verbundene größere Unabhängigkeit des Patienten vom Arzt.

Ein grundlegender Unterschied muß auch bei der Wahl des Applikationszeitpunktes beachtet werden. Üblicherweise erhält ein Patient mit akut auftretenden Schmerzen sein Analgetikum nach Bedarf, d. h. beim Wiederauftreten seiner Schmerzen. Gerade diese Verfahrensweise ist für chronische Schmerzpatienten unbedingt abzulehnen, da sie einerseits keine dauerhafte Schmerzfreiheit bewirkt, andererseits durch Verkettung der Schritte „wiederauftretender Schmerz-Medikamenteneinnahme-Schmerzfreiheit" eine Art Konditionierung des Patienten auf die Medikamenteneinnahme erfolgt. Deshalb sollten chronische Schmerzpatienten ihre Medikation regelmäßig nach festem Zeitplan und antizipativ, d. h. vor dem erneuten Auftreten oder einer Intensitätszunahme der Schmerzsymptomatik, erhalten.

Zusammenfassend ergeben sich folgende Grundregeln für die medikamentöse Therapie chronischer Schmerzen:

- Bevorzugung der oralen Therapieform
- Regelmäßige Einnahme nach festem Zeitschema entsprechend der Wirkdauer der verordneten Medikamente, nicht nach Bedarf
- Festgelegte individuelle Dosierung
- Exakte Einnahmeanleitung
- Kontrollierte Dosisanpassung
- Rechtzeitige Behandlung bzw. Prophylaxe von Nebenwirkungen durch Begleitmedikamente (z. B. Laxans, Antiemetikum)
- Konsequenter Einsatz von Koanalgetika
- Verordnung von Zusatzmedikationen für den Bedarfsfall
- Regelmäßiger Kontakt zum Patienten zur Kontrolle von Wirkung und Nebenwirkungen

„Dauerschmerz erfordert eine Dauertherapie".

Von seiten des Therapeuten sind demgemäß folgende, recht häufig zu beobachtende Fehler unbedingt zu vermeiden:
- Verschreibung „nach Bedarf“
- Standarddosierung
- Zu schwaches Analgetikum
- Unterschätzung der Schmerzintensität
- Angst vor Suchterzeugung
- Unzureichendes Wissen über Koanalgetika

Zur Vermeidung von Schwierigkeiten bei der Therapie und zur Erzielung einer ausreichenden Compliance sollten des weiteren folgende Probleme beachtet werden, die sich von seiten des Patienten oder der Angehörigen häufig stellen:
- Annahme, Tumorschmerzen seien nicht therapierbar
- Annahme, Analgetika dürften nur genommen werden, wenn „absolut notwendig“
- Furcht vor Sucht
- Angst vor Toleranzentwicklung
- Nichteinnahme der verordneten Medikation
- Absetzen der Analgetika wegen Nebenwirkungen ohne Rücksprache mit dem Arzt

Hier sollten bereits bei der Erstverordnung entsprechende Informationen gegeben werden, um Ängste im Zusammenhang mit der Medikation abzubauen. Ergänzend können hierzu auch Informationsbroschüren beitragen (siehe weiterführende Literatur, S. 170).

Stufenplan der systemischen Schmerztherapie

Wie aus dem vorausgegangenen Kapitel ersichtlich, stellt die orale Pharmakotherapie die Schmerzbehandlung der ersten Wahl beim terminalen Tumorpatienten dar. Hierbei hat sich zur Anpassung an die jeweilige Schmerzsituation des Patienten das Vorgehen nach dem Stufenplan der WHO bewährt, bei dem folgende Therapieschritte vorgeschlagen werden:

1. Nichtopioidhaltige Analgetika
   ± adjuvante Therapie
   bei weiter bestehenden oder zunehmenden Schmerzen:

2. Nichtopioidhaltige Analgetika + niederpotente Opioide
   ± adjuvante Therapie
   bei weiter bestehenden oder zunehmenden Schmerzen:

3. Nichtopioidhaltige Analgetika + hochpotente Opioide
   ± adjuvante Therapie

Der Einsatz von Koanalgetika, Begleitmedikamenten und anderen Behandlungsverfahren kann in jeder Therapiestufe sinnvoll sein. Bei Erfahrung des Therapeuten kann sofort ein Einstieg in eine unter Umständen höhere Behandlungsstufe erfolgen; anderenfalls ist ein stufenweises Emporsteigen in diesem Therapieschema vorzunehmen.
Bei diesem Vorgehen ist zu beachten, daß eine unzureichende Therapieeinstellung zunächst mit einer Dosiserhöhung innerhalb der gleichen Behandlungsstufe nach Erreichen der jeweiligen Höchstdosen mit einem Stufenwechsel zu beantworten ist. Vor jeder Therapieänderung steht jedoch immer eine Überprüfung der Schmerzdiagnose. Zudem sollte geprüft werden, ob Koanalgetika oder nichtmedikamentöse Therapieformen indiziert sind. Obwohl die Patienten eine unzureichende Einstellung meist als Verkürzung des schmerzfreien Intervalls beschreiben, sollte nicht der Fehler begangen werden, mit einer Verkürzung des Therapieintervalls zu reagieren.
Zu beachten ist schließlich auch, daß erfolgreiche nichtmedikamentöse Interventionen (z. B. Radiatio, Neurolyse) oft eine Dosisreduktion oder gar ein Zurückschreiten im Stufenschema ermöglichen.

Das WHO-Stufenschema kann jedoch nicht von der Verpflichtung entbinden, für jeden Patienten ein individuell angepaßtes Vorgehen bei der Schmerztherapie zu wählen; hierbei sind die Empfehlungen der WHO nur als Orientierungsrahmen zu betrachten.

Nichtopioidhaltige Analgetika

Nichtopioidhaltige Analgetika, die zu Unrecht auch als „peripher wirksame“, „leichte“ oder „schwache“ Analgetika bezeichnet werden, bilden die Grundlage nahezu jeder Therapie chronischer Tumorschmerzen. Sie werden auf allen drei Stufen des WHO-Stufenplans eingesetzt, und auf ihre Verordnung kann nur in seltenen Fällen verzichtet werden. Die Kombination mit Opioiden produziert additiv analgetische Effekte bei unterschiedlichen Nebenwirkungen.

Metamizol und Paracetamol produzieren durch Hemmung der Prostaglandinsynthese im zentralen Nervensystem analgetische und antipyretische Effekte. Acetylsalicylsäure (ASS) und nichtsaure Antiphlogistika (NSA) hemmen zusätzlich die Prostaglandinsynthese im entzündeten Gewebe und verschiedenen anderen Organsystemen, wodurch deren analgetische und antiphlogistische Wirkungen sowie die wichtigsten Nebenwirkungen erklärt werden können. (Tab. 2 und 3)

Das von den Autoren am häufigsten eingesetzte Medikament dieser Gruppe ist *Metamizol,* welches alle 4 Stunden eingenommen werden muß. Metamizol bietet trotz des viel diskutierten Risikos einer schweren, aber seltenen Agranulocytose – dem das Risiko NSA-produzierter gastrointestinaler Komplikationen gegenübergetellt werden muß – folgende Vorteile:

- Sehr gute analgetische Wirksamkeit
- Spasmolytische Wirkkomponente im hohen Dosisbereich
- Geringe Nebenwirkungsrate, besonders am Gastrointestinaltrakt
- Auch bei Patienten mit Schluckstörungen als Tropfenlösung optimal einsetzbar
- Als Injektionslösung auch parenteral applizierbar

Paracetamol ist zwar das am besten verträgliche Nichtopioidanalgetikum, kann hingegen aufgrund der geringen analgetischen Potenz und der nahezu völlig fehlenden antiphlogistischen

Wirksamkeit für die Behandlung von Tumorschmerzen nur als Ausweichpräparat empfohlen werden.

	Analget. Wirkung	Antiphlog. Wirkung	Antipyret. Wirkung	Spasmolyt. Wirkung
Metamizol	+++	(+)	+++	+
Paracetamol	++	–	++	–
Flurbiprofen				
Naproxen	++	+++	+	–

Tab. 2 Wirkungsspektrum nichtopioidhaltiger Analgetika

Metamizol Natrium (z. B. Novalgin®, Novaminsulfon)	
Zubereitungen:	1 Kps. = 500 mg, 1 ml = 30 Trpf. = 500 mg, 1 Supp. = 1000 mg
Dosierung:	500–1500 mg/4 Std.
Maximaldosis:	9000 mg/Tag
Wichtige Nebenwirkungen:	Allergische Hautreaktionen, Leukopenie, Agranulozytose, Anaphylaxie (cave: zu schnelle intravenöse Injektion)
Paracetamol (z. B. Ben-u-ron®)	
Zubereitungen:	5 ml Saft = 200 mg, 1 Tbl. = 500 mg, 1 Supp. (für Erwachsene) = 1000 mg
Dosierung:	500–1000 mg/4 Std.
Maximaldosis:	6000 mg/Tag
Wichtige Nebenwirkungen:	Bei Überdosierung (Tagesdosen > 8g) Lebernekrosen
Wichtige Wechselwirkungen:	Keine Kombination mit Carbamazepin wegen Lebertoxizität

Tab. 3 **Fortsetzung nächste Seite**

Flurbiprofen (Froben®)	
Zubereitungen:	1 Drg. = 50/100 mg, 1 Supp. = 100 mg
Dosierung:	50–100 mg/4–6 Std.
Maximaldosis:	300–400 mg/Tag
Wichtige Nebenwirkungen:	Gastrointestinale Störungen, okkulte gastrointestinale Blutungen, Natrium- und Wasserretention
Wichtige Wechselwirkungen:	Methotrexattoxizität erhöht, gastrointestinale Blutungsgefahr bei Kombination mit Glukokortikoiden und anderen NSA erhöht
Naproxen (Proxen®)	
Zubereitungen:	1 Filmtbl. = 250/500 mg, 5 ml Saft = 250 mg, 1 Supp. = 250/500 mg
Dosierung:	250–500 mg/8-12 Std.
Maximaldosis:	1500–2000 mg/Tag
Wichtige Nebenwirkungen:	Gastrointestinale Störungen, okkulte gastrointestinale Blutungen, Natrium- und Wasserretention
Wichtige Wechselwirkungen:	Methotrexattoxizität erhöht, gastrointestinale Blutungsgefahr bei Kombination mit Glukokortikoiden und anderen NSA erhöht

Tab. 3 Medikamentenübersicht der nichtopioidhaltigen Analgetika

Nichtsteroidale Antiphlogistika (NSA) sind angezeigt, wenn der Einfluß von Entzündungsmediatoren auf die Erregbarkeit von Nozizeptoren unterbunden werden soll. Dies ist insbesondere bei folgenden Indikationen der Fall:

- Periost-Knochenschmerzen
- Weichteilschmerzen
- Viszerale Schmerzen

Bei Verwendung der *Acetylsalicylsäure* in adäquater Dosierung (3–6 g/Tag) ist eine relativ hohe Nebenwirkungsrate, insbesondere am Gastrointestinaltrakt, bekannt. Da diese Nebenwirkungen in Einzelfällen auch unter optimalem Magenschutz und bei Verwendung der mikroverkapselten Darreichungsform auftritt, wird Acetylsalicylsäure von den Autoren nicht mehr eingesetzt.
An ihrer Stelle können aus der Vielzahl der zu verschiedenen Stoffgruppen gehörenden NSA u. a. *Flurbiprofen* oder *Naproxen*, beides Proprionsäurederivate, verwendet werden. Sie sind bezüglich Wirkung und Nebenwirkungen nahezu vergleichbar. Eine Ulkusprophylaxe sollte jedoch auch bei Verwendung dieser Präparate, bei Ulkusanamnese, Inappetenz, Koffein- und Nikotinabusus oder bei Kombination mit Kortikosteroiden bedacht werden (siehe „Ergänzende Therapiemöglichkeiten"). Naproxen zeichnet sich gegenüber Flurbiprofen durch eine längere Wirkzeit (8–12 Std. vs. 4–6 Std.) aus, so daß 2–3 Applikationen pro Tag ausreichend sind. Darüber hinaus steht neben Tabletten und Suppositorien auch ein Saft zur Verfügung, der evtl. bei Schluckstörungen (z. B. Kopf-Hals-Tumoren) vorteilhaft ist.

Die Verwendung von Kombinationspräparaten, die in dieser Gruppe in großer Zahl von der pharmazeutischen Industrie angeboten werden, ergibt keine Vorteile, kann jedoch aufgrund unerwünschter Wirkungen sowie der Kumulation von Komponenten mit langer Halbwertszeit in der Dauertherapie zu vermeidbaren Schwierigkeiten führen. Ein weiterer Nachteil besteht darin, daß die Einzelkomponenten oft zu niedrig dosiert sind.

Opioide

Da ein halbes Jahr nach Therapiebeginn nur noch etwa 6 % der Patienten durch den konsequenten Einsatz nichtopioidhaltiger Analgetika ausreichend schmerzgelindert sind, ist oft, insbesondere bei Progredienz der Erkrankung, die zusätzliche Therapie mit zentral wirksamen Analgetika erforderlich. Die Verwendung derartiger Medikamente sollte bei dieser Patientengruppe keineswegs zu zögerlich erfolgen; im Gegenteil sollten bereits bei Therapiebeginn bestehende stärkere Schmerzen oder nicht erzielbare Schmerzfreiheit mit nichtopioidhaltigen Analgetika ihren sofortigen Einsatz zur Folge haben.

Daß dennoch in sehr vielen Fällen die Anwendung dieser Medikamentengruppe unterbleibt, liegt daran, daß die Nebenwirkungen, z. B. Atemdepression, Toleranz- und Suchtentwicklung, von Patienten und betreuenden Ärzten gefürchtet werden. Im folgenden wird versucht, die Bedeutung dieser Nebenwirkungen im Rahmen der Behandlung chronischer Schmerzpatienten zu relativieren; hierbei ist auch die unterschiedliche Ausprägung dieser Nebenwirkungen bei den verschiedenen Substanzen zu beachten.

Die *Atemdepression* durch Opioide ist bei schmerzfreien Probanden immer nachweisbar, spielt bei klinisch richtiger Anwendung am Tumorschmerzpatienten jedoch keine Rolle. Durch die Kenntnis von Verbindungen zwischen Tractus spinothalamicus (schmerzleitende Bahn im Rückenmark) und Hirnstamm (Sitz des Atemzentrums) wird unterstellt, daß der vigilanzsteigernde Effekt der Schmerzen die atemdepressive Wirkung „antagonisiert“. Deshalb ist auch erklärlich, daß eine vigilanzmindernde Komedikation mit Sedativa oder Tranquilizern unter Umständen auch beim Schmerzpatienten eine Atemdepression hervorrufen kann. Zu beachten ist außerdem, daß der erfolgreiche Einsatz z. B. regionaler Schmerztherapieverfahren wie Neurolysen immer von einer Dosisreduktion begleitet sein muß, da mit abnehmendem Schmerzniveau das Opioid relativ überdosiert ist und eine Atemdepression bewirken kann.

Im Experiment läßt sich nachweisen, daß bei wiederholter Applikation von Opioiden die analgetische Potenz nachläßt. In der Praxis der Tumorschmerztherapie sieht man dieses Phänomen nur bei etwa der Hälfte der Patienten; eine Erklärung dieser Diskrepanz ist zur Zeit noch nicht möglich. Opioide können somit bei sorgfäl-

tiger klinischer Dosierung fast immer lange Zeit ohne *Toleranzentwicklung* eingesetzt werden; erforderliche Dosiserhöhungen lassen sich fast immer mit verstärkten Schmerzen (z. B. durch Tumorwachstum) erklären. Für Übelkeit, Erbrechen und zentrale Dämpfung tritt dagegen häufig eine Toleranz auf, nicht dagegen für Obstipation und Miosis.
Physische *Abhängigkeit* tritt durch die Gewöhnung an die zugeführte Substanz auf, abruptes Absetzen der Medikamente führt zum Entzug mit körperlichen Symptomen. Psychische Abhängigkeit im Sinne der Definition der Weltgesundheitsorganisation tritt bei Tumorpatienten nicht ein, denn ihr Verlangen nach dem Medikament ist nicht ein Verlangen nach den psychischen Effekten des Opioides, sondern nach der schmerzstillenden Wirkung. Durch die regelmäßige antizipative Zufuhr des Medikaments werden stärkere Schwankungen der Plasmaspiegel des Opioids in den toxischen Bereich vermieden. Zudem wird vom Süchtigen das schnelle Anfluten (i.v.-Applikation) einer möglichst lipophilen Substanz (z. B. Heroin) gesucht. Faktoren, die für die Auslösung der stark euphorisierenden Wirkung von großer Bedeutung sind. Die orale Einnahme (langsame Resorption) eines hydrophilen Opioids (z. B. Morphin) ist für diesen Zweck dagegen eher ungeeignet. Beim korrekt therapierten Tumorschmerzpatienten besteht nur eine äußerst geringe Suchtgefährdung; ist er durch andere Analgesiemethoden vom Schmerz befreit, so reagiert er auf ein Ausschleichen des Opioids nicht mit Suchtverhalten, solange er schmerzfrei ist. Die bedarfsweise Analgetikagabe kann allerdings zu einem suchtähnlichen Verhalten bei onkologischen Patienten führen, das von der echten Sucht streng zu unterscheiden ist. Zudem soll dadurch auch einer Toleranzentwicklung Vorschub geleistet werden.

Niederpotente Opioide

In dieser Medikamentengruppe herrscht ein breites Angebot, doch sind viele der Substanzen für eine regelmäßige Therapie bei chronischen Schmerzen ungeeignet. Von der WHO werden Codein und Dextropropoxyphen aufgrund der weltweiten Verfügbarkeit angegeben. In Deutschland hat sich in dieser Stufe besonders Tramadol bewährt, welches in sämtlichen Applikationsformen, jetzt auch als Retardtablette, zur Verfügung steht. Weitere Alternativen sind Tilidin-Naloxon und das Retardpräparat Dihydrocodein (Tab. 4). Die analgetische Potenz dieser Substanzen beträgt im Vergleich mit Morphin (= 1) ungefähr 1/5 bis 1/20. Ein Medikamentenwechsel innerhalb dieser Gruppe wegen der analgetischen Wirksamkeit ist jedoch kaum lohnenswert.

Codein wird auch in Kombination mit Paracetamol als talvosilen® bzw. talvosilen® forte angeboten; eines der wenigen Kombinationspräparate, dessen Einsatz sinnvoll erscheint. Ein geringer, individuell differierender Teil des Codeins (2–10 %) wird zu Morphin demethyliert. Codein und Dihydrocodein führen als wichtigste Nebenwirkung häufig zu spastischer Obstipation. Dies kann ein wesentlicher Nachteil gegenüber anderen Opioiden dieser Gruppe (z. B. bei kolorektalen Karzinomen) sein.

Tramadol (Tramal® – long 100)	
Zubereitungen:	1 Kps. = 50 mg, 1 Supp. = 100 mg 0,5 ml = 20 Trpf. = 50 mg 1 Retardtbl. = 100 mg (Injektionslösung siehe parenterale Theapie)
Dosierung:	50–100 mg/4 Std. (Kps., Supp., Trpf.) 100–200 mg/8–12 Std. (Retardtbl.)
Maximaldosis:	600 mg/Tag
Wichtige Nebenwirkungen:	Vorwiegend initial: Müdigkeit, Übelkeit, Erbrechen
Dihydrocodein (DHC Mundipharma®)	
Zubereitung:	1 Retardtbl. = 60 mg, 90 mg, 120 mg (teilbar)
Dosierung:	30–120 mg/8–12 Std.
Maximaldosis:	360 mg/Tag
Wichtige Nebenwirkungen:	Obstipation, siehe Codein

Tab. 4 Medikamentenübersicht der niederpotenten Opioide

Dextropropoxyphen hat strukturelle Ähnlichkeit mit Methadon und ist in Deutschland nur als Retardtablette (Develin® retard) erhältlich. Oral appliziert beträgt die analgetische Potenz im Vergleich zu Codein etwa 1/2 bis 1/3. Wegen ihrer zahlreichen nachteiligen Effekte (Kumulationsmöglichkeit des 1. Metaboliten durch relativ lange Plasmahalbwertszeit, Berichte über Leberfunktionsstörungen bei der Kombination mit Paracetamol, Kardiotoxizität etc.) und der geringen analgetischen Potenz wird Dextropropoxyphen in Deutschland nur wenig verwendet. Da die Substanz keinerlei Vorteile bietet, kann auf sie verzichtet werden.

Das synthetische Opioid *Tramadol* hat sich als gut einsetzbares Analgetikum für die Tumorschmerztherapie erwiesen. Die orale Bioverfügbarkeit beträgt rund 70 %, die analgetische Äquivalenz im Vergleich mit Morphin 1/5 bis 1/10. Tramadol ist ein reiner Opioidagonist. Die analgetischen Effekte werden nicht nur über Opioidrezeptoren, sondern indirekt auch über Noradrenalin- und Serotoninrezeptoren vermittelt. Hierdurch kann die vergleichsweise geringe Rate von Atemdepression, Euphorie und Obstipation erklärt werden.

Besonders vorteilhaft sind eine relativ niedrige Nebenwirkungsrate und die vielfältigen Darreichungsformen. Tramadol ist das einzige der aufgeführten niederpotenten Opioide, für das auch eine Injektionslösung erhältlich ist. Das schnelle Umsteigen von oraler auf parenterale Applikation ist somit einfach und ohne Präparatewechsel möglich (siehe „Parenterale Schmerztherapie"). Die Wirkungsdauer des Tramadols beträgt ca. 4 Stunden; die seit kurzem verfügbaren Retardtabletten ermöglichen Applikationsintervalle von 8 bis 12 Stunden. Als häufigste Nebenwirkung werden Übelkeit und Erbrechen genannt, die jedoch meist bei zu schneller intravenöser Injektion beobachtet werden. Bei oraler Applikation sind sie deutlich seltener und zudem durch eine entsprechende Begleitmedikation meist zu vermeiden.

Tilidin, in Kombination mit dem reinen Opioidantagonisten Naloxon als Valoron® N im Handel, ist ein Opioidagonist, der etwa

1/5 der analgetischen Potenz des Morphins besitzt. Es wird zu 90 % enteral resorbiert, wobei der Metabolit Nortilidin die eigentlich analgetisch wirksame Substanz ist. Bei oraler Applikation unterliegt der zugesetzte Antagonist Naloxon einem starken First-pass-Effekt, so daß die analgetische Wirkung bei gebrauchsüblicher Dosierung nicht vermindert wird. Bei Einnahme sehr hoher Dosen kann es jedoch bei vorheriger Morphintherapie zu Entzugserscheinungen kommen. Unerwünschte Wirkungen sind bei korrektem Gebrauch selten und entsprechen etwa denen des Morphins. Die Wirkungsdauer des Tilidin-Naloxon beträgt ca. 4 Stunden.

Auch *Dihydrocodein* ist als Retardtablette verfügbar. Die orale Bioverfügbarkeit beträgt etwa 20 %, die analgetische Potenz im Vergleich mit Morphin etwa 1/6. Die Galenik ermöglicht auch ein Teilen der Tablette ohne Verlust der Retardeigenschaften. Letztere ermöglichen Applikationsintervalle von 8 bis 12 Stunden. Im Hinblick auf die Hauptnebenwirkungen (vor allem Obstipation) bestehen starke Ähnlichkeiten zu Codein, was auch vergleichbare Nachteile ergibt.

Alle genannten Substanzen unterliegen *nicht der Betäubungsmittelverschreibungsverordnung.*

Hochpotente Opioide

Das synthetische Opioid *Buprenorphin* (Tab. 5) kann bei bestimmten Patienten als Ersatz für niedrige und mittlere Morphindosen eingesetzt werden. Es eignet sich, insbesondere bei Dysphagie, durch seine günstige Applikationsform (sublingual), welche auch den First-pass-Effekt verhindert. Als vorteilhaft erwiesen sich auch die relativ lange Wirkdauer und die gute Steuerbarkeit. Bei gleicher Dosierung ist Buprenorphin etwa 25- bis 50mal stärker als Morphin. Dennoch darf nicht übersehen werden, daß Buprenorphin ein partieller Opioidagonist ist und aufgrund eines Ceiling-Effekts nicht für Schmerzen beliebiger Stärke einsetzbar ist. Wegen seiner relativ starken Rezeptoraffinität und seinen opioidantagonistischen Eigenschaften sollte Buprenorphin nicht mit anderen Opioiden kombiniert werden. An dieser Stelle soll auch bemerkt werden, daß Opioidkombinationen selten vorteilhaft sind. Dies gilt in besonderem Maße, wenn die kombinierten Opioide unterschiedliche Rezeptoreigenschaften besitzen. So kann die Gabe von Buprenorphin bei vorheriger Morphintherapie zu einer Entzugssymptomatik führen. Die analgetische Wirkung setzt bei sublingualer Gabe nach etwa 30 Minuten ein, die Bioverfügbarkeit beträgt rund 60 %, die Plasmahalbwertszeit ca. 3 Stunden. Die atemdepressorische Wirkung läßt sich durch den Opioidantagonisten Naloxon nicht aufheben (Verwendung des Analeptikums Doxapram). Die unerwünschten Wirkungen entsprechen im wesentlichen jenen des Morphins. Schwindel, Übelkeit und Erbrechen sollen etwas häufiger vorkommen.

Buprenorphin (Temgesic®)	
Zubereitung:	1 Sublingual-Tbl. = 0,2 mg, 0,4 mg (Injektionslösung siehe parenterale Therapie)
Dosierung:	0,2–1,0 mg/6–8 Std.
Maximaldosis:	3–4 mg/Tag
Wichtige Nebenwirkungen:	Schwindel, Übelkeit, Erbrechen, Schwitzen, orthostatische Dysregulation
Levomethadon (L-Polamidon® Hoechst)	
Zubereitungen:	1 Tbl. = 2,5 mg, 20 Trpf. = 1 ml = 5 mg (Injektionslösung siehe parenterale Therapie)
Dosierung:	Bei regelmäßiger Gabe „loading dose" ab 2,5–5 mg, dann halbe Dosis 6- bis 8stündlich; alternativ bedarfsweise Einnahme einer festgelegten Dosis durch den Patienten bei Wiedereintritt der Schmerzen

Tab. 5 **Fortsetzung nächste Seite**

Maximaldosis:	Prinzipiell keine Obergrenze wie bei Morphin, aber Begrenzung der Höchstdosis durch BtMVV (120 mg/Tag)
Wichtige Nebenwirkungen:	Siehe Morphin, cave: Kumulationsgefahr
Wichtige Wechselwirkungen:	Induktion des Methadonmetabolismus durch Phenytoin und Rifampicin

Morphinhydrochlorid (von Apotheker hergestellte wässrige Lösung oder visköse Lösung nach dem nationalen Rezeptformular analog NRF 2.4)

Zubereitungen:	Lösung 0,1–4 %, 1 ml = 1–40 mg
Dosierung:	initial 5–10 mg/4 Std. dann nach Wirkung steigern
Maximaldosis:	keine, (Höchstmenge BtMVV 2 g/Tag)
Wichtige Nebenwirkungen:	Initial: Übelkeit, Erbrechen, Müdigkeit Oft und anhaltend: Obstipation Selten: Schwitzen, Pruritus, Mundtrockenheit, Miktionsstörung, Bronchospasmus, Veränderung von Stimmung und Leistungsfähigkeit

Morphinsulfat (M-long®, MSR®, MST®, Sevredol®, Capros®)

Zubereitungen:	1 Tbl. = 10 mg, 20 mg 1 Supp. = 10 mg, 20 mg, 30 mg 1 Retardtbl. = 10 mg, 30 mg, 60 mg, 100 mg, 200 mg 1 Retardkps. (Inhalt kann mit Flüssigkeit gemischt werden) = 10 mg, 30 mg, 60 mg, 100 mg (Injektionslösung siehe parenterale Therapie)

Tab. 5 Fortsetzung nächste Seite

Dosierung:	initial 5–10 mg/4 Std. (Tbl., Supp.) initial 10–20 mg/8 Std., 20–30 mg/12 Std. (Retardtbl., Retardkps.) initial 30 mg/12–24 Std. (MST Continus®) dann nach Wirkung steigern
Maximaldosis:	keine, (Höchstmenge BtMVV 2 g/Tag)
Wichtige Nebenwirkungen:	siehe Morphinhydrochlorid
Fentanyl (Durogesic®)	
Zubereitungen:	1 Pflaster (TTS) = 2,5 mg (25 µg/Std.), 5 mg (50 µg/Std.), 7,5 mg (75 µg/Std.), 10 mg (100 µg/Std.)
Dosierung:	initial nach Umrechnungstabelle (25 µg/Std. transdermales Fentanyl entsprechen 60 mg/Tag oralem oder 15 mg/Tag parenteralem Morphin) oder nach intravenöser Fentanyltitration Pflaster alle 48–72 Stunden wechseln
Maximaldosis:	keine, (Höchstmenge BTMVV 12 mg/Tag)
Wichtige Nebenwirkungen:	siehe Morphinhydrochlorid

Tab. 5 Medikamentenübersicht der hochpotenten Opioide

Levomethadon (L-Polamidon®) gehört wie Morphin zu den reinen Opioidagonisten und wird von der WHO als Ausweichsubstanz empfohlen (Tab. 5). Es ist bei regelmäßiger Gabe etwa 3- bis 4mal stärker als Morphin (bei Gabe einer Einzeldosis ca. 1- bis 2mal) und ist zu etwa 50 % oral bioverfügbar. Die Plasmaeiweißbindung beträgt 90 %. Nach oraler Gabe werden maximale Blutspiegel nach etwa 4 Stunden erreicht, die Wirkungsdauer beträgt 5 bis 8 Stunden. Da die Eliminationshalbwertszeit sehr viel länger ist (15

bis 72 Std.) und zudem sehr starken interindividuellen Schwankungen unterliegt, kann es bei regelmäßiger, z. B. 8stündlicher Applikation im Laufe einiger Tage aufgrund einer Kumulation zu toxischen Plasmaspiegeln mit entsprechenden Nebenwirkungen (z. B. Müdigkeit, Halluzinationen) kommen. Deshalb wurde neben der regelmäßigen 8stündlichen Applikation, wobei die halbe initiale Dosis als Dauermedikation gegeben wird (z. B. initial 5 mg, dann 2,5 mg/8 Std.), auch die bedarfsadaptierte Einnahme einer festgelegten Dosis bei Wiederbeginn der Schmerzen durch den Patienten („On-demand-Analgesie") vorgeschlagen. Dies widerspricht eigentlich den Grundsätzen der Tumorschmerztherapie (regelmäßige Applikation zu festgelegten Zeitpunkten), kann jedoch in Einzelfällen bei kooperativen Patienten, bei denen Morphin nicht verwendet werden kann, ein nützliches Vorgehen sein.
Die unerwünschten Wirkungen sind jenen des Morphins vegleichbar. Intoxikationen können wie bei allen reinen Opioidagonisten mit Naloxon behandelt werden (cave: körperlicher Entzug bei kompletter Antagonisierung!). Phenytoin und Rifampicin können den Metabolismus durch Induktion stark beschleunigen, so daß sogar Entzugssymptome eintreten können.

Hydromorphon (Dilaudid®) erlangte in den anglo-amerikanischen Ländern zuletzt vermehrt Beachtung in der Tumorschmerztherapie als Alternative zu Morphin bei Unverträglichkeit oder unzureichender Wirkung, häufig kontinuierlich subkutan mit Hilfe von Pumpen appliziert. Die Substanz ist 6- bis 8mal stärker als Morphin und hat bei rektaler Applikation eine Bioverfügbarkeit von ca. 50 %. Die Wirkungsdauer beträgt 4 bis 5 Stunden. In Deutschland sind nur Suppositorien zu 4 mg (+ 0,5 mg Atropinsulfat) und Injektionslösungen zu 2 mg und 4 mg (± Atropinsulfat) verfügbar, was die therapeutischen Möglichkeiten mit Hydromorphon stark einschränkt.

Fentanyl, ein synthetischer my-Rezeptoragonist, ist 100mal potenter als Morphin und wird vor allem in der Anaesthesie und Intensivmedizin eingesetzt. Die Wirkung einer Einzeldosis hält nur

30–60 min an. Wegen seiner starken Wirkung und guten Fettlöslichkeit eignet es sich besonders für die transdermale Applikation. Transdermale therapeutische Systeme erzeugen stabile Fentanylkonzentrationen und müssen alle 2–3 Tage gewechselt werden. Wegen der langen Anschlagszeit von durchschnittlich 12 Stunden muß die Dosisfindung besonders sorgfältig erfolgen (siehe transdermale Opioidapplikation).

Morphin

In der Gruppe der starken zentral wirksamen Analgetika gilt *Morphin* als Medikament der Wahl. Damit wird den Erfahrungen des anglo-amerikanischen Raumes gefolgt, die Morphin als vielseitiges, zuverlässiges und sicheres Medikament beschreiben. Diese Charakterisierung trifft insbesondere dann zu, wenn bei der Applikation des Morphins einige wenige, aber wichtige Grundregeln eingehalten werden:

1. Ideale Applikationsform, insbesondere wegen der guten Titrierbarkeit und dem schnelleren Wirkungseintritt, ist *Morphinhydrochlorid* in wäßriger Lösung. Diese kann auf Rezept von jeder Apotheke hergestellt werden, entweder als wäßrige Lösung (4 Wochen haltbar) oder als visköse Lösung nach dem Nationalen Rezeptformular (analog NRF 2.4), Rezepturen finden sich im Anhang „Verschreibung von Betäubungsmitteln", S. 136. Für einen Tagesbedarf von 30–60 mg wird üblicherweise eine Lösung verwendet, die 1 mg (0,1 %) Morphin pro ml enthält; höhere Konzentrationen sollten bei Patienten mit hohem Bedarf verordnet werden, um das Einnahmevolumen niedrig zu halten (z. B. 1 ml enthält 4 mg = 0,4 % usw.). Eine Morphin-Lösung als Fertigarzneimittel ist in einigen Ländern seit Jahren verfügbar, eine Zulassung in Deutschland soll demnächst erfolgen. Eine Alternative zur Morphinlösung stellen nicht-retardierte Morphintabletten (Sevredol) dar, welche eine deutlich längere Haltbarkeit aufweisen. Meist nur als Interimslösung, besonders bei tumor- oder morphininduziertem Erbrechen und anderen die orale Applikation beein-

trächtigenden Begleitsymptomen, können die seit kurzer Zeit verfügbaren Morphinsuppositorien verwendet werden (siehe Anhang „Verschreibung von Betäubungsmitteln“, S. 136). Sie enthalten 10/20 oder 30 mg Wirkstoff. Alternativ wurde auch über die rektale Applikation von Morphinsulfat-Retardtabletten (MST Mundipharma®) berichtet, die bei Gabe mehrerer Tabletten gleichzeitig auch in Gelatinekapseln verpackt werden können. Die rektale Bioverfügbarkeit (ca. 50 %) ist der nach oraler Gabe vergleichbar. Vergleichbar sind auch die Resorptionsverhältnisse nach sublingualer Applikation hochkonzentrierter Morphintropfenlösungen (z. B. 3–4 %), die jedoch einen intensiven, bitteren Geschmack aufweisen.

2. Entsprechend der mittleren Wirkdauer werden bei Verwendung einer Morphinlösung oder von Morphinsuppositorien *Dosierungsintervalle von 4 Stunden* grundsätzlich eingehalten.

3. Die übliche Anfangsdosis liegt bei 5–10 mg/4 Std., d.h., bei einer Vorbehandlung mit z.B. täglich 600 mg Tramadol beträgt die Initialdosis in der Regel 60 mg/Tag. Bei älteren gebrechlichen Patienten oder solchen, die vorher mit niedrig potenten Opioiden fast schmerzfrei waren, können auch 2,5 mg/4 Std. die adäquate Dosierung sein. Bei Patienten mit stärksten Schmerzen oder vorhergehender Therapie mit anderen starken Opioiden kann eine wesentlich höhere Initialdosierung nötig sein

4. Wenn mit der Initialdosierung der Schmerz nicht zufriedenstellend beherrscht wurde, ist eine schrittweise Dosiserhöhung durchzuführen. Hierbei kann die Schrittfolge folgendermaßen aussehen: 5-10-15-20-30-40-60-90-120-150 mg/4 Std.

5. Die meisten Patienten sind letztendlich mit Dosierungen zwischen 5 und 30 mg/4 Std. gut eingestellt, jedoch benötigen einige Patienten weitaus höhere Dosierungen (≥ 2 Gramm täglich!!!).

6. Die regelmäßige 4stündliche Gabe kann nachts unterbrochen werden, wenn zur Einschlafzeit die doppelte Dosis verabreicht wird. Führt dies jedoch dazu, daß der Patient am frühen Morgen

mit stärksten Schmerzen erwacht, so ist es besser, ihn für eine nächtliche Gabe zu wecken, um eine gleichmäßige Analgesie zu erreichen. Ebenso sollten alle Patienten, die gewöhnlich mehrmals in der Nacht aufwachen oder wegen Nykturie aufstehen, den 4stündlichen Rhythmus beibehalten.

7. Der ausgiebige *Einsatz von Begleitmedikamenten* ist sinnvoll und wichtig. Unbedingt zu beachten ist die Verabreichung eines Laxans nach Wirkung, da die morphininduzierte Obstipation sicher beherrscht werden muß. Die prophylaktische Gabe von Antiemetika, besonders in der initialen Therapiephase, ist anzustreben. Koanalgetika sind bei Knochenschmerzen, Nervenkompressionsschmerz, Denervierungsschmerzen, spastischer Komponente des Schmerzes und Hirndruckschmerz indiziert, da hier Morphin und andere Opioide oft einen unzureichenden Effekt zeigen. Eine detaillierte Aufstellung hierzu findet sich im Kapitel „Ergänzende Therapiemöglichkeiten".

8. Eine deutliche Verbesserung in der Tumorschmerztherapie konnte durch die Entwicklung *retardierter* Zubereitungen erreicht werden. Da sie nur in *8- bis 12stündlichen Intervallen* verabreicht werden müssen, erleichtern und vereinfachen sie die Therapie erheblich und können die Patientenakzeptanz und Compliance deutlich verbessern. Retardierte Morphinzubereitungen stellen heute den *Standard* in der Tumorschmerztherapie dar. Obwohl die Dosistitration mit Retardzubereitungen etwas schwieriger ist und etwas länger dauert als mit Morphinlösung, kann die Behandlung fast immer direkt mit Retardzubereitungen begonnen werden. Bei Problempatienten und sehr hohen Dosierungen kann die Morphinlösung, welche sehr variabel konzentriert werden kann (keine Maximalkonzentration in BtMVV vorgeschrieben) jedoch auch weiterhin die beste Zubereitung sein. Außerdem eignen sich Retardpräparate wegen der langsamen Wirkstoffabgabe nicht zur Behandlung von Schmerzattacken. Im Ausnahmefall kann die Retardierung durch Zerkleinern (Zermörsern) der Retardtablette teilweise aufgehoben werden. Retardkapseln hingegen können dagegen geöffnet werden und der Inhalt mit Flüssigkeit oder Nahrung gemischt werden, ohne daß die Retardierung verloren

geht. Neuere Retardkapseln haben eine Wirkungsdauer von bis zu 24 Stunden.
Zu warnen ist vor der *Applikation zerkleinerter Tabletten über Jejunalkatheter oder PEG's*, da diese, meist mangels ausreichenden Nachspülens, leicht obstruieren. Dies gilt auch für manche Lösungen (Morphinlösung mit Methylzellulose) und Säfte (Naproxen-Saft).

9. Eine detaillierte *Einnahmeanleitung* mit exakten Zeitangaben, Medikamentennamen und Dosierungen muß dem Patienten mitgegeben werden. Auf die möglichen *Nebenwirkungen* sollten Patient und Angehörige aufmerksam gemacht werden:

Initialphase: Übelkeit, Erbrechen, Benommenheit, Sedierung, Miktionsstörungen.
Evtl. persistierend: Obstipation, Pruritus, Schwitzen, Dyspepsie, Müdigkeit.

Als Ergänzung zur mündlichen Unterrichtung können Informationsbroschüren hilfreich sein. Bei ambulanten Patienten ist auf die Gefährdung im Straßenverkehr und die Wechselwirkungen mit Alkohol hinzuweisen. Schließlich muß noch einmal betont werden, daß gerade bei diesen Patienten für einen engen Kontakt und fortlaufende Überwachung gesorgt werden muß.

Bei Einhaltung dieser Regeln ist Morphin ein effektives und sicheres Medikament – die von Patienten und Ärzten geäußerten Ängste und Bedenken sind unbegründet und basieren auf falschen Informationen. Ihnen sollte entschieden entgegengetreten werden.

Adjuvante Therapie

Hier muß zunächst zwischen *Begleitmedikamenten* und *Koanalgetika* unterschieden werden. Erstere dienen der Prophylaxe oder Behandlung von Nebenwirkungen, letztere der Ergänzung der analgetischen Therapie.

Begleitmedikamente

Die häufigsten Nebenwirkungen einer Opioidtherapie sind initiale Übelkeit und Erbrechen sowie dauerhafte Obstipation. Aus diesem Grund ist bei den meisten Patienten eine Begleitmedikation mit Antiemetikum und Laxans zu verordnen.

Bevorzugt eingesetzt als Antiemetika werden wenig sedierende, aber stark antiemetisch wirksame *Neuroleptika* wie *Haloperidol* (Haldol® 0,3–0,5 mg/8–12 Std.) und das die Motorik des Magen-Darm-Traktes normalisierende *Metoclopramid* (Paspertin® 10 mg/4–8 Std.). Oft können sie nach wenigen Tagen wieder abgesetzt werden, da die emetische Wirkung der Opioide einer Toleranzentwicklung unterliegt. Andererseits sind Übelkeit und Erbrechen auch häufig krankheitsbedingt, so daß die Antiemetika in dieser Situation beibehalten werden müssen.

Als *Laxanzien* werden *Lactulose* (Bifiteral®-Saft) in einer Dosierung von 15–45 ml/Tag oder *Natriumpicosulfat* (Laxoberal® 10–30 Trpf./Tag verwendet. Eine individuelle Einstellung der Therapie ist erforderlich.
Der Einsatz von NSA oder Glukokortikoiden sollte bei gefährdeten Patienten (Ulkusanamnese, Gastritisanamnese, hoher Kaffee- und/oder Nikotinkonsum, Alkoholabusus, Inappetenz, psychischer Streß, höheres Lebensalter) mit der Verordnung eines *H_2-Rezeptorenblockers* wie Ranitidin (Zantic®, Sostril®) einher gehen. Die einmalige Gabe am Abend ist meist ausreichend. Für Dysphagiepatienten stehen Trinketten zur Verfügung. Umstritten ist, ob Prostaglandin-Analoga wie Misoprostol (Cytotec®) einen besseren Schutz bieten. In jedem Fall sind, wie bei H_2-Rezeptorenblockern, nur antisekretorische Dosierungen (z. B. 1 x 800 µg nocte) ausreichend wirksam.
Bezüglich einer breiteren und differenzierteren Darstellung der Behandlung von Nebenwirkungen und Krankheitsbeschwerden sei auf den Buchabschnitt B „Symptomkontrolle“ (S. 105) verwiesen.

Koanalgetika

Unter der Bezeichnung Koanalgetika werden Medikamente zusammengefaßt, die nicht zur Gruppe der Analgetika gehören, aber in speziellen Situationen eine Schmerzreduktion bewirken können. Ihre Effektivität kann in diesen Fällen die der Analgetika ergänzen oder sogar übertreffen, so daß sie dann bevorzugt Verwendung finden. Bei einigen Vertretern wurden direkte antinozizeptive Wirkungen beschrieben (Tab. 6).

Kortikosteroide spielen hierbei eine wichtige Rolle, da sie aufgrund ihrer *antiödematösen und antiphlogistischen* Wirkung bei Schmerzen durch Schwellungen jeglicher Art effektiv eingesetzt werden können: Hierzu zählen z. B. Kopfschmerzen bei erhöhtem intrakraniellem Druck, Nerven-, Plexus- oder Rückenmarkskompression, Leberkapselspannungsschmerz, Tumoren im kleinen Becken und im Retroperitoneum, Lymphödeme, metastasenbedingte Arthralgien und Weichteilinfiltrationen, besonders in der Kopf-Hals-Region. Die auftretenden roborierenden und euphorisierenden Effekte sind bei terminalen Tumorpatienten erwünschte Nebenwirkungen. *Dexamethason* (Fortecortin®) wird aufgrund seiner rein glukokortikoiden Wirkung und der relativ langen Wirkdauer bevorzugt eingesetzt. Die morgendliche Applikation von *initial 8–16 mg* entspricht dabei am ehesten dem natürlichen, zirkadianen Rhythmus. Die Dosierung bei der Indikation Hirndruck muß deutlich höher liegen; eventuell ist hier initial eine hochdosierte, parenterale Gabe angezeigt.

Dexamethason (z. B. Fortecortin®)	
Zubereitungen:	1 Tbl. = 0,5 mg/1,5 mg/4 mg, 1 Amp. = 1 ml/2 ml = 4 mg/8 mg
Dosierung:	Indikationsabhängig initial 8–32 mg/Tag Dosis langsam auf 2–4 mg/Tag reduzieren
Wichtige Nebenwirkungen:	Verminderte Glukosetoleranz, Natriumretention mit Ödembildung, NNR-Atrophie, Magenbeschwerden, Ulcus ventriculi, Glaukom, Steroidpsychose, verzögerte Wundheilung
Wichtige Wechselwirkungen:	Ulkusrisiko bei Kombination mit NSA erhöht
Clonazepam (Rivotril®)	
Zubereitungen:	1 Tbl. = 0,5 mg (2 mg), 25 Trpf. = 1 ml = 2,5 mg (1 Trpf. = 0,1 mg), 1 Amp. = 1 mg
Dosierung:	Individuelle Eisntellung am besten mit Tropfen, initial 3 – 3 – 5 durchschnittlich 5 – 5 – 10
Maximaldosis:	Sehr variabel, ca. 2–4 mg/Tag
Wichtige Nebenwirkungen:	Besonders initial Müdigkeit, Muskelrelaxation, Schwindel
Wichtige Wechselwirkung:	Verstärkte ZNS-Depression bei Kombination mit Opioiden und Psychopharmaka
Wichtige Kontraindikation:	Myasthenia gravis
Bemerkung:	Clonazepamgabe nicht plötzlich unterbrechen, sondern schrittweise ausschleichen

Tab. 6 **Fortsetzung nächste Seite**

Carbamazepin (z. B. Tegretal®, Timonil®)	
Zubereitungen:	1 Tbl. = 200 mg, 1 Retard-Tbl. = 300 mg/400 mg/600 mg, 5 ml Sirup = 100 mg
Dosierung:	Initial 200–400 mg/Tag (bevorzugt Retardtbl. nocte) Durchschnittlich 400–800mg/Tag (Retardtbl. bevorzugt)
Maximaldosis:	Zur Schmerztherapie ca. 1200 mg/Tag
Wichtige Nebenwirkungen:	Initial Kopfschmerzen, Schwindel, Sehstörungen, Ataxie; Störungen der Hämatopoese, Hautreaktionen gastrointestinale Störungen
Wichtige Wechselwirkungen:	Bei Kombination mit Paracetamol erhöhtes Risiko der Lebertoxizität, bei Kombination mit Dextropropoxyphen erhöhter Carbamazepinserumspiegel, Wirkungsminderung von Cumarinderivaten, Gestagenen und Östrogenen
Wichtige Kontraindikationen:	AV-Block, schwere Leberfunktionsstörungen
Chlormezanon (Muskel Trancopal®)	
Zubereitung:	1 Tbl. = 200 mg
Dosierung:	2–3 x 1–2 Tbl./Tag
Maximaldosis:	3 x 2 Tbl./Tag
Wichtige Nebenwirkungen:	Müdigkeit, vereinzelt Mundtrockenheit, Schwindel, allergische Hautreaktionen
Wichtige Wechselwirkungen:	Nicht mit MAO-Hemmern kombinieren
Wichtige Kontraindikation:	Myasthenia gravis

Tab. 6 **Fortsetzung nächste Seite**

Diazepam (z. B. Valium® Roche)	
Zubereitungen:	1 Tbl. = 2 mg/5 mg/10 mg, 1 Supp. = 5 mg/10 mg, 5 ml Sirup = 2 mg, 1 Amp. = 2 ml = 10 mg
Dosierung:	Initial 5–10 mg/Tag
Maximaldosis:	10–20 mg/Tag
Wichtige Nebenwirkungen:	Schwindel, paradoxe Reaktionen, Entzugssyndrom bei abruptem Absetzen nach Langzeitanwendung, Schläfrigkeit, Ataxie
Wichtige Wechselwirkungen:	Verstärkte ZNS-Depression bei Kombination mit Opioiden und Psychopharmaka
Wichtige Kontraindikationen:	Myasthenia gravis
Tetrazepam (Musaril®)	
Zubereitung:	1 Tbl. = 50 mg
Dosierung:	Initial 1/2–1 Tbl./Tag, 2–4 Tbl./Tag
Maximaldosis:	4 x 2 Tbl./Tag
Wichtige Nebenwirkungen:	Besonders bei älteren Patienten Müdigkeit und paradoxe Reaktionen, Schwindel
Wichtige Wechselwirkungen:	Siehe Diazepam
Wichtige Kontraindikation:	Siehe Diazepam
Tizanidin (Sirdalud®)	
Zubereitungen:	1 Tbl. = 2 mg/4 mg/6 mg
Dosierung:	3 x 2–4 mg/Tag bei Muskelverspannungen; initial 3 x 2 mg/Tag bei Spastik, Erhöhung der Tagesdosis um 2–4 mg in halb- oder einwöchigen Abständen, optimale Tagesdosis 12 (–24) mg/Tag in 3 Einzeldosen

Tab. 6 **Fortsetzung nächste Seite**

Maximaldosis:	36 mg/Tag
Wichtige Nebenwirkungen:	Schläfrigkeit, Mundtrockenheit, Schwindel, Muskelschwäche, Ataxie, Akkomodationsstörungen
Wichtige Wechselwirkungen:	Stärkere Blutdrucksenkung und Bradykardie bei Kombination mit Antihypertonika und Diuretika
Wichtige Kontraindikationen:	Keine Verordnung bei Kindern
Butylscopolaminiumbromid (z. B. Buscopan®)	
Zubereitungen:	1 Drg. = 10 mg, 1 Supp. = 10 mg/ 7,5 mg (Kinder), 1 Amp. = 1 ml = 20 mg
Dosierung:	10–20 mg/4–8stdl.
Maximaldosis:	100 mg/Tag
Wichtige Nebenwirkungen	Akkomodationsstörungen, Tachykardie
Wichtige Wechselwirkungen:	Anticholinerge Wirkung bei Kombination mit tri- und tetrazyklischen Antidepressiva verstärkt
Wichtige Kontraindikationen:	Engwinkelglaukom, Prostataadenom mit Restharnbildung, mechanische Stenosen im Magen-Darm-Kanal, Tachyarrhythmie
Metamizol	Siehe nichtopioidhaltige Analgetika
Calcitonin (z. B. Karil®)	
Zubereitung:	1 Amp. = 50/100 IE Lachs-Calcitonin
Dosierung:	100–200 IE als Kurzinfusion (über 1–2 Std.)

Tab. 6 **Fortsetzung nächste Seite**

Wichtige Nebenwirkungen:	Übelkeit, Erbrechen, Flush, Diarrhöe
Wichtige Kontraindikation:	Vorbestehende Hypokalzämie
Clodronat (Ostac®, Ostac® pro infusione)	
Zubereitungen:	1 Kps. = 400 mg, 1 Filmtbl. = 520 mg, 1 Amp. = 10 ml = 300 mg
Dosierung:	Initial immer mit i.v.-Infusion beginnen (300 mg in 500 ml isoton. NaCl-Lösung über mind. 2 Std.), dann 4wöchentlich wiederholen oder oral 4 Kps./Tag bzw. 2–3 Filmtbl./Tag
Maximaldosis:	8 Kps./Tag (= 3200 mg)
Wichtige Nebenwirkungen:	Gastrointestinale Beschwerden, Hypokalzämie, Laborwertveränderungen
Wichtige Wechselwirkungen:	Nahrungsmittel mit hohem Kalziumgehalt (Milchprodukte) und Arzneimittel mit hohem Kalzium-, Eisen- oder Magnesiumgehalt und Antazida vermindern Resorption
Wichtige Kontraindikation:	Niereninsuffizienz (Ausnahme Hyperkalzämie), schwere akute Entzündung des GIT
Amitriptylin (z.B. Saroten®)	
Zubereitungen:	1 Drg. = 10 mg/25 mg, 1 Retard-Kps. = 25 mg/75 mg, 1 Amp. = 2 ml = 50 mg (i.v./i.m.)
Dosierung:	Initial 10–25 mg/Tag bevorzugt als Einzeldosis nocte, 50–75 mg/Tag bei Kombination mit Opioiden bevorzugt als Retardtbl.
Wichtige Nebenwirkungen:	Anticholinerge Wirkungen, Tachykardie, Reizleitungsstörungen, orthostatische Beschwerden, Schwitzen

Tab. 6 **Fortsetzung nächste Seite**

Wichtige Wechselwirkungen:	Wirkungsverstärkung von Opioiden, Alkohol und anderen Psychopharmaka; Abschwächung der Clonidinwirkung, sympathomimetische Wirkung von Katecholaminen verstärkt
Wichtige Kontraindikationen:	Glaukom, Reizleitungsstörungen, Prostatahyperplasie, Pylorusstenose
Bemerkungen:	Hemmung der Serotonin-Wiederaufnahme, antinozizeptive Eigenschaften, psychomotorisch dämpfend, Gabe der Gesamtdosis zur Nacht möglich
Imipramin (z. B. Trofranil®)	
Zubereitungen:	1 Drg. = 10/25/50 mg, 1 Amp. = 2 ml = 25 mg (i.m.)
Dosierung:	Initial einschleichend 25–50 mg/Tag, vorsichtige Dosierung bei Kombination mit Opioiden, 50–100 mg/Tag (z.B. 25 – 25 – 0)
Wichtige Nebenwirkungen:	Siehe Amitriptylin
Wichtige Wechselwirkungen:	Siehe Amitriptylin
Wichtige Kontraindikationen:	Siehe Amitriptylin
Bemerkungen:	Stimmungsaufhellend, keine Nachtdosis geben! Senkung der Krampfschwelle

Tab. 6 Medikamentenübersicht der Koanalgetika

Bei *neuropathischen* Schmerzen mit einschießendem, elektrisierendem Charakter, die meist als *Paroxysmen* imponieren, hat sich der Einsatz von *Antikonvulsiva* bewährt. Grundlage dieser Indikation sind die Erfahrungen bei der Behandlung von Gesichtsneuralgien (z. B. Tic douloureux). Bevorzugt verwenden wir das Benzodiazepin *Clonazepam* (Rivotril®) in einer Initialdosierung von 0,3–0,5 mg/8 Std. (variable Maximaldosis ca. 2–4 mg/Tag). Da es als Tropfenlösung verfügbar ist, kann es sehr fein titriert werden. Daneben eignet sich auch das den trizyklischen Antidepressiva strukturverwandte *Carbamazepin* (Tegretal®) in einer Tagesdosis von 200–1200 mg. Carbamazepin wird bei diesen Indikationen im allgemeinen als Antikonvulsivum der 1. Wahl angesehen und häufig in retardierter Form verordnet. Daneben werden auch andere Antikonvulsiva, wie *Phenytoin* (Valproinsäure), zur Schmerzbehandlung verwendet. Ein Zusammenhang zwischen der analgetischen Wirkung und definierten Blutspiegeln konnte nicht festgestellt werden.

Tonuserhöhungen der quergestreiften Muskulatur (*Muskelverspannungen, Myogelosen*) finden sich beim Tumorpatienten häufig. Sie können nicht nur Folge tumor- oder therapiebedingter Läsionen sein, sondern auch durch psychischen Streß und Bettlägerigkeit verursacht werden. Neben Physiotherapie, therapeutischer Lokalanästhesie und transkutaner Nervenstimulation sind auch *Muskelrelaxanzien* wirksam. Bei der Kombination mit anderen zentral wirksamen Pharmaka (Opioide, Psychopharmaka) sollte jedoch immer die erhöhte Rate und Intensivierung zentraler Nebenwirkungen, vor allem Sedierung und Verwirrtheit, in Betracht gezogen werden. Nichtmedikamentösen Verfahren sollte deshalb in diesen Fällen Vorrang eingeräumt werden. *Benzodiazepine* wie *Diazepam* (Valium® Roche) 5–20 mg/24 Std. oder *Tetrazepam* (Musaril®) 50–100 mg/8 Std.) können Verwendung finden. Gerade Diazepam bietet sich beim terminalen Patienten aufgrund seiner guten anxiolytischen Wirkung an, wobei, bedingt durch die lange Plasmahalbwertszeit, häufig eine Einzelgabe zur Nacht ausreichend ist. Die relativ kurze Plasmahalbwertszeit des *Chlormezanon* (Muskel Trancopal®) macht hingegen die 8stündliche Gabe (200–400 mg) erforderlich. Bei schmerzhafter Muskelspastik als Folge zentralnervöser Läsionen sind die bislang genannten Präparate nicht ausreichend. Hier sind Substanzen wie *Baclofen* (Lioresal®) wirksamer (5–20 mg/8 Std.). Dosisabhängig kann *Tizanidin* (Sirdalud®) für Muskelverspannungen (2–4 mg/8 Std.) und Spastik (2–12 mg/8 Std.) eingesetzt werden.

Bei *viszeralen, krampf- und kolikartigen Schmerzen,* die meist durch Spasmen oder Überdehnung von Hohlorganen bedingt sind, können nach Ausschöpfung operativer und allgemeiner Maßnahmen auch *Spasmolytika* indiziert sein. Parasympatholytika wie Butylscopolaminiumbromid (Buscopan®) führen über ihre hemmende Wirkung an der glatten Muskulatur des Magen-Darm-Kanals, der Gallenwege und der Harnwege zur Dämpfung des parasympathischen Tonus und zur Beseitigung parasympathisch bedingter Spasmen. Indikationen sind krampfartige Schmerzen in Magen-Darm-Kanal, Gallen- oder Harnwegen und Tenesmen von Blase und Darm. Obwohl bei rektaler Gabe günstigere Resorptionsbedingungen vorliegen, kann die orale Form bei Verwendung höherer Dosen durchaus therapeutisch genutzt werden. *Metamizol* besitzt im hohen Dosierungsbereich ebenfalls spasmolytische Eigenschaften und kann mit anderen Spasmolytika kombiniert werden.

Bei *Knochenmetastasen* kann das aus den C-Zellen der Schilddrüse stammende Polypeptidhormon *Calcitonin* (Karil®) versucht werden, wenn andere Behandlungsmethoden nicht ausreichend effektiv waren. Es wirkt über eine Hemmung der Osteoklastenaktivität knochenstabilisierend. Die in letzter Zeit mehrfach beschriebene direkte antinozizeptive Wirkung, z. B. bei der Behandlung von Phantomschmerzen, läßt zusätzlich an einen zentralen Mechanismus denken, der durch einige weitere Befunde gestützt wird. Dennoch wird Calcitonin in seiner analgetischen Wirkung unterschiedlich beurteilt und sollte nach Ansicht der Autoren nicht als Medikament der ersten Wahl bei tumorbedingten Knochenschmerzen eingesetzt werden. Ein Versuch mit i.v.-Infusion über 2–3 Std. in einer Dosierung von initial 100–200 IE/Tag und einer Erhaltungsdosis von 100 IE alle 2–3 Tage nach 1–2 Wochen kann jedoch bei nicht ausreichender Wirksamkeit der medikamentösen Primärtherapie mit NSA unternommen werden. Da Übelkeit und Erbrechen zu den häufigsten Nebenwirkungen gehören , wird die Kombination mit einem Antiemetikum empfohlen.

Bisphosphonate wie *Clodronat* (Ostac®) haben ähnliche Wirkungen auf den Knochenstoffwechsel wie Calcitonin und werden in der Osteoporosetherapie, beim M. Paget und zur Behandlung der Hyperkalzämie (siehe Symptomkontrolle) eingesetzt. Sie hemmen Mineralisationsprozesse, indem sie Kalziumsalze im Knochen adsorbieren und damit dessen Abbau verhindern. Über diesen stabilisierenden Effekt auf den Knochen hinaus wird eine direkte hemmende Wirkung auf die Osteoklastenaktivität und die Anzahl der Osteoklasten beschrieben. Bei Patienten mit multiplen osteolytischen Knochenmetastasen wurde auch eine hemmende Wirkung auf die Ausbreitung von Knochenmetastasen und die Bildung neuer osteolytischer Herde beschrieben. Nicht nur bei osteolytischen, sondern überraschenderweise auch bei osteoplastischen Knochenmetastasen wurde über eine schmerzreduzierende Wirkung berichtet. Weitere kontrollierte Studien sind jedoch erforderlich, um den endgültigen Stellenwert der Bisphosphonate in der Therapie tumorbedingter Knochenschmerzen zu ermitteln.

Die Therapie sollte initial mit einer intravenösen Infusion von 300 mg Clodronat begonnen werden. Nach 3–5 Tagen intravenöser Therapie kann die Behandlung oral fortgesetzt werden (1040–1600 mg). Eine Alternative zum Clodranat ist das Pamidronat, welches nur alle 3–4 Wochen in einer Dosis von 30–90 mg intravenös infundiert wird. Effektivität und Verträglichkeit dieser beiden Substanzen müssen noch verglichen werden.

Die im vorhergehenden bereits besprochene psychische Komponente der Schmerzverarbeitung kann selbstverständlich durch eine Begleittherapie mit Psychopharmaka beeinflußt werden. Dabei ist jedoch die generelle Applikation solcher Medikamente – „um Analgetika einzusparen" – wegen der möglichen Nebenwirkungen, insbesondere auch der starken Sedierung, abzulehnen. Psychopharmaka sind nur gezielt einzusetzen, entweder im Sinne einer Symptomkontrolle (s. dieses Kapitel) oder wegen ihrer spezifisch analgetischen Wirkung bei bestimmten Schmerzsyndromen.

In letztere Kategorie fallen insbesondere die *Antidepressiva* bei *neuropathischen Schmerzen,* welche meist bei Vorliegen von

Dysästhesien oder Parästhesien gegeben werden. Substanzen wie Amitriptylin (Saroten® 25–75 mg/Tag, bevorzugt nocte) oder Imipramin (Tofranil® 25–75 mg/Tag) werden angewandt, wenn auch die eigentliche Domäne der Antidepressiva chronische Schmerzen nichtmaligner Ursache wie z. B. die postzosterische Neuralgie oder Neuropathieschmerzen sind. Zur antidepressiven Therapie, die auch zur Schmerzreduktion indiziert sein kann, muß in der Regel höher dosiert werden. Zu beachten ist, daß ein Wirkungseintritt nicht immer sofort zu erwarten ist und deshalb eine längerdauernde Verordnung erforderlich ist.

Einen Überblick über Schmerztypen, einzusetzende Koanalgetika und mögliche weitere Therapiemaßnahmen gibt Tabelle 7.

Schmerztyp	Koanalgetika	Alternativ- oder Zusatzbehandlung
Knochen (Arthralgie)	NSA	Lokalisiert: Perkutane Radiatio
	Kortikoide (Calcitonin) (Diphosphonat)	Lokalisiert (Rippe): chemische Neurolyse (Diffus: Radionukleide)
Weichteilinfiltration	NSA Kortikoide	Perkutane Radiatio
Lymphödem	Kortikoide Diuretika	Kompressionsverband Lymphdrainage Lagerung Sympathikusblockaden
Muskelverspannungen	Muskelrelaxantien	Physiotherapie Therapeutische Lokalanästhesie Entspannungsverfahren

Tab. 7 Fortsetzung nächste Seite

Schmerztyp	Koanalgetika	Alternativ- oder Zusatzbehandlung
Zephalgie bei Hirndruck	Kortikoide Diuretika Evtl. Anfallsprophylaxe mit Antikonvulsiva	Lagerung Radiatio
Kapselschmerz (Milz, Leber)	NSA Kortikoide	Coeliacus Neurolyse Radiatio
Nervenkompression Nervendestruktion	Kortikoide Antikonvulsiva Antidepressiva	Radiatio Chemische Neurolyse Chemische Sympathikolyse

Tab. 7 Koanalgetika und ergänzende Therapiemöglichkeiten in Abhängigkeit vom Schmerztyp

Exemplarische Therapiepläne

Auf der Basis der in den vorausgehenden Kapiteln erläuterten Richtlinien sollte für den einzelnen Patienten ein Therapieplan erstellt und mit Patient und Angehörigen besprochen werden. Er sollte zudem in schriftlicher Form, übersichtlich und verständlich für Laien, mitgegeben werden; Kopien für mitbehandelnde Kollegen sollten dem Arztbrief beigefügt werden. Bewährt hat sich uns auch eine kurze schriftliche Standardinformation der niedergelassenen Kollegen über die Grundzüge der Tumorschmerztherapie. Verwendung für den Therapieplan finden Formulare in Form eines Stundenplans, in das die einzelnen Medikamente mit Dosisangabe und Wirkungsweise zu den Einnahmezeitpunkten eingetragen werden. Hierbei sollten die Uhrzeiten möglichst den Lebensgewohnheiten des Patienten angepaßt werden. Als erster Medikationszeitpunkt wird dabei die individuelle Aufwachzeit des

Patienten gewählt. In jedem Fall sollte der Plan einen Vermerk über Art und Indikationen von Zusatzmedikationen enthalten, die der Patient nach eigenem Ermessen bei Bedarf einnehmen kann. Für den stationären Betrieb werden Formulare verwendet, die eine Kontrolle der zeitgerechten Applikation durch Abhaken ermöglichen. Es stehen zwei unterschiedliche Formulare für Dauermedikation und Zusatzmedikation zur Verfügung. Zur Beurteilung der Qualität der Schmerztherapie hat sich das Führen eines Schmerztagebuches bewährt, in das der Patient u. a. 4mal täglich eine Selbsteinschätzung der Schmerzsituation einträgt. Einige wichtige Formulare, die in unserer Abteilung verwendet werden, sind im Anhang aufgeführt und erläutert.

Auf den folgenden Seiten werden einige Therapiepläne vorgestellt, die für ausgewählte Schmerzindikationen unter Berücksichtigung der dargestellten Richtlinien erarbeitet wurden. Der exemplarische Charakter solcher „Mustertherapiepläne" ist zu beachten, da sie nur schwer die individuelle Dosisanpassung und die oft multiplen Schmerzursachen beim einzelnen Patienten berücksichtigen können.

1. Dieser exemplarische Therapieplan ist für eine Patientin mit *mäßig starken Weichteilschmerzen* gedacht. Die Patientin erhält zunächst ein NSA, z. B. Naproxen, welches nur alle 8–12 Stunden eingenommen werden muß. Bei unzureichender Wirkung von 1500 mg/Tag wird zusätzlich ein schwaches Opioid verordnet. Retardierte Zubereitungen werden bevorzugt, um das Einnahmeintervall von 8 Stunden beizubehalten. Die typische Anfangsdosierung von Tramadol beträgt 300 mg/Tag. Zur Prophylaxe werden als Gastroprotektivum Misoprostol und als Antiemetikum ein niedrigdosiertes Neuroleptikum verordnet.

Medikament	8.00	16.00	24.00	Indikation
Proxen® (1 Tbl. = 500 mg)	1 Tbl.	1 Tbl.	1 Tbl.	1. Schmerzmittel
Tramal long® (1 Tbl. = 100 mg)	1 Tbl.	1 Tbl.	1 Tbl.	2. Schmerzmittel
Haldol® (1 Trpf. = 0,1 mg)	5 Trpf.	5 Trpf.	5 Trpf.	Übelkeit, Erbrechen
Cytotec® (1 Tbl. = 200 g)	1 Tbl.	1 Tbl.	1 Tbl.	Magenschutz

Bei Schmerzen zusätzlich 1 Kps. Tramal® (= 50 mg)

2. Der hier vorgestellte Therapieplan stellt eine mögliche Lösung bei Patienten mit *starken Periost-Knochenschmerzen* dar. Das hierbei gut wirksame NSA Naproxen ist im 12-Stunden-Rhythmus mit 30 mg Morphin in retardierter Form kombiniert. Die Begleitmedikation besteht aus Neuroleptikum (als Antiemetikum), Laxans und Hypnotikum.

Zu beachten ist, daß dennoch Morphinlösung oder nicht retardierte Morphintabletten zur Verfügung gestellt werden müssen, da sich Retardtabletten für einen kurzfristigen Einsatz bei plötzlich auftretenden Schmerzspitzen nicht eignen.

Medikament	8.00	20.00	22.00	Indikation
Proxen® (1 Tbl. = 500 mg)	1 Tbl.	1 Tbl.		1. Schmerzmittel
M-long® (1 Tbl. = 30 mg)	1 Tbl.	1 Tbl.		2. Schmerzmittel
Haldol® (1 Trpf. = 0,1 mg)	5 Trpf.	5Trpf.		Übelkeit, Erbrechen
Bifiteral® (1 ml = 0,67 g)	15 ml			Abführmittel

Medikament	8.00	20.00	22.00	Indikation
Zantic® (1 Tbl. = 300 mg)		1 Tbl.		Magenschutz
Noctamid (1 Tbl. = 1 mg)			1 Tbl.	Schlaftablette

Bei Schmerzen zusätzlich 1 Tbl. Sevredol® (= 10 mg) oder 10 ml Morphinlösung (= 10 mg)

3. Bei *starken neuropathischen Schmerzen* durch Kompression oder Destruktion eines Nervenplexus könnte die Basistherapie mit einem NSA (z. B. Naproxen) ein sinnvoller Ansatz sein. Daneben kann hier der zusätzliche Einsatz eines Kortikosteroids wie Dexamethason zur Verminderung der Nervenkompression notwendig werden (cave: Ulkusrisiko bei Kombination NSA Kortikosteroid erhöht). Das Kortikoid sollte bei Effektivität nach ungefähr einer Woche auf ein möglichst niedriges Niveau (2–4 mg/Tag) reduziert, bei Nichtwirksamkeit abgesetzt werden. Zur Ulkusprophylaxe wird hier Ranitidin verwendet. Bei Plexusdestruktion und paroxysmalen Schmerzen muß meist mit einem Antikonvulsivum wie Clonazepam kombiniert werden. Obwohl noch kein Opioid in der Dauermedikation enthalten ist (Stufe 1), wird aufgrund der hohen Intensität etwaiger Schmerzattacken Morphin-Lösung (0,1%ig, 1 ml = 1 mg) als Bedarfsmedikation verordnet. Trotz der Verwendung von Koanalgetika kann in diesen Situationen auf längere Sicht kaum auf die regelmäßige Verordnung eines hochpotenten Opioides verzichtet werden.

Medikament	7.00	15.00	23.00	Indikation
Proxen® (1 ml Saft = 50 mg)	10 ml	10 ml	10 ml	Schmerzmittel
Fortecortin (1 Tbl. = 4 mg)	2 Tbl.			Abschwellung

Medikament	7.00	15.00	23.00	Indikation
Rivotril® (1 Trpf. = 0,1 mg)	3 Trpf.	3 Trpf.	5 Trpf.	einschießende Schmerzen
Zantic® (1 Brause-Tbl. = 300 mg)			1 Tbl.	Magenschutz

Bei Schmerzen zusätzlich 10 ml Morphinlösung (= 10 mg)
Bei einschießenden Schmerzen zusätzlich 5 Trpf. Rivotril® (= 0,5 mg)
Bei Übelkeit zusätzlich 30 Trpf. Paspertin® (= 10 mg)

4. Der letzte Therapieplan ist ein Beispiel für die Behandlung *starker viszeraler Schmerzen,* wie sie z. B. durch ein distales Ösophaguskarzinom ausgelöst werden können. Wegen seiner spasmolytischen Wirkungen im hohen Dosisbereich wird das nichtopioidhaltige Analgetikum Metamizol eingesetzt. Da diese Patienten oft nur Flüssiges schlucken können oder über eine Sonde ernährt werden, ist die Verwendung von Metamizol- und Tramadoltropfen von Vorteil.

Medikament	6.00	10.00	14.00	18.00	22.00	2.00	Indikation
Novalgin® (1 Trpf. = 25 mg)	40 Trpf.	40 Trpf.	40 Trpf.	40 Trpf.	40 Trpf.	40 Trpf.	1. Schmerzmittel
Tramal® (1 Trpf. = 2,5 mg)	40 Trpf.	40 Trpf.	40 Trpf.	40 Trpf.	40 Trpf.	40 Trpf.	2. Schmerzmittel
Haldol® (1 Trpf. = 0,1 mg)	5 Trpf.		5 Trpf.		5 Trpf.		Übelkeit

Bei Schmerzen zusätzlich 10 ml Morphinlösung (= 10 mg)
Bei Übelkeit zusätzlich 30 Trpf. Paspertin® (= 10 mg)

Bei zunehmenden Schmerzen ist trotz der obstipierenden Wirkung jedoch oft der Einsatz einer Morphin-Lösung (hier 0,4%ig, d. h. 1 ml = 4 mg) erforderlich. In jedem Fall sollte zusätzlich ein Laxanz verordnet werden.

Medikament	6.00	10.00	14.00	18.00	22.00	2.00	Indikation
Novalgin® (1 Trpf. = 25 mg)	40Trpf.	40 Trpf.	40 Trpf.	40 Trpf.	40 Trpf.	40 Trpf.	1. Schmerzmittel
Morphin-Lsg.® (1 ml = 4 mg)	10 ml	10 ml	10 ml	10 ml	10 ml	10 ml	2. Schmerzmittel
Laxoberal (1 Trpf. = 0,5 mg)		15 Trpf.					Abführmittel
Haldol® (1 Trpf. = 0,1 mg)		5 Trpf.		5 Trpf.		5 Trpf.	Übelkeit

Bei Schmerzen zusätzlich 10 ml Morphinlösung (= 10 mg)
Bei Übelkeit zusätzlich 30 Trpf. Paspertin® (= 10 mg)

Transdermale Opioidapplikation

Transdermale therapeutische Systeme (TTS) stellen eine nichtinvasive parenterale Applikationsform für das potente Opioid Fentanyl dar. Die Anschlagszeit von der Erstapplikation bis zur vollen klinischen Wirkung sowie die Abklingzeit nach Entfernung des TTS betragen 12–24 Std. Ein Wechsel der Systeme ist alle 72 Std. und in Ausnahmefällen alle 48 Std. erforderlich. In der Dauertherapie wird über stabile Fentanylblutkonzentrationen eine gleichbleibende Schmerzlinderung gewährleistet. Ein analgetischer Effekt von TTS Fentanyl ist für alle opioidsensiblen Schmerzzustände zu erwarten. Durch die Senkung der

Einnahmehäufigkeit und die Umgehung des Gastrointestinaltraktes stellt die transdermale Applikation von Fentanyl bei Patienten, die nicht in der Lage oder bereit sind, mehrfach täglich oral Opioide einzunehmen, eine Alternative zur oralen Schmerztherapie dar. Gegenüber anderen parenteralen Applikationsformen sind Kanülen, Katheter oder Pumpen nicht erforderlich, was wesentlich zum Patientenkomfort und zur Erleichterung der Pflege beiträgt.

TTS Fentanyl ist seit Oktober 1995 für die Behandlung von Tumorschmerzen verfügbar; vorerst wurde eine eingeschränkte Zulassung erteilt, die für eine zweijährige Übergangszeit die initiale Dosisfindung unter stationären Bedingungen und von einem schmerztherapeutisch erfahrenen Arzt vorschreibt. Nach abgeschlossener Dosistitration kann die ambulante Weiterbehandlung und -verordnung durch niedergelassene Ärzte erfolgen. Gebrauchte (enthalten noch Fentanyl) und nicht benötigte Pflaster können durch Rückgabe an die Apotheke entsorgt werden.

Die Schmerzbehandlung mit transdermalem Fentanyl stellt in der Regel keine Monotherapie dar; alle Regeln der systemischen Pharmakotherapie gelten weiter. Insbesondere sollte TTS Fentanyl mit Nichtopioidanalgetika und, falls erforderlich, mit Koanalgetika, Adjuvanzien und anderen Therapieverfahren kombiniert werden. Eine sorgfältige Titration der optimalen Dosis ist für die weitere Behandlung von entscheidender Bedeutung. Aufgrund der Latenz bis zum Wirkungseintritt des erstmals applizierten TTS Fentanyl sollten die Patienten in der Titrationsphase jederzeit schnellwirksame Analgetika (z. B. Morphin) ergänzend einnehmen können. Diese sollten auch im weiteren Therapieverlauf zur Behandlung unvorhersehbarer Schmerzzunahmen jederzeit verfügbar sein.

Zur schnellen und sicheren Dosisfindung können mehrere Methoden angewendet werden.
Die initiale Titration mit intravenösem Fentanyl durch patientenkontrollierte Analgesie (PCA) und anschließende Umrechnung auf die transdermale Dosis stellt die schnellste (3–5 Tage) und genau-

este Strategie zur Dosisfindung dar. Sie ist vor allem dann zu bevorzugen, wenn starke, nicht kontrollierte Schmerzen vorliegen oder eine Titration mit oralem Morphin nicht möglich ist. Der Umrechnungsfaktor von intravenöser auf transdermale Fentanylapplikation beträgt 1:1.
Die initiale Titration mit oralem Morphin bis zu einer stabilen Schmerzreduktion und nachfolgende Umstellung auf TTS Fentanyl anhand einer Äquipotenztabelle ermöglicht eine nicht-invasive Dosisfindung. Voraussetzung ist, daß bei den Patienten eine orale Applikation möglich ist. Der Umrechnungsfaktor von oralem Morphin auf transdermales Fentanyl beträgt 100:1.
Wird die Dosisfindung direkt mit transdermalem Fentanyl durchgeführt, ist der für die Titration erforderliche Zeitraum länger und das Risiko ernster Nebenwirkungen höher. Diese Methode kann nur empfohlen werden, wenn stabile Schmerzsyndrome vorliegen und schwache Opioide alleine nicht mehr ausreichen; die transdermale Therapie wird dann mit Systemen der kleinsten Abgaberate (25 µg/Std. = 0,6 mg/Tag) begonnen und ggf. alle 23 Tage gesteigert.

Parenterale Schmerztherapie

Wie in den vorangehenden Kapiteln dargestellt, sollte die medikamentöse Therapie von Tumorschmerzen bevorzugt oral durchgeführt werden. Dennoch wird man bei der Betreuung solcher Patienten immer wieder in Situationen kommen, in denen die Einleitung einer parenteralen Therapie unumgänglich ist. Dies kann erforderlich werden, wenn infolge der Tumorerkrankung eine orale Medikamentenaufnahme nicht mehr möglich ist. Dysphagie (z. B. bei Ösophaguskarzinomen und Tumoren im Kopf-Hals-Bereich), aber auch ausgeprägte Übelkeit und anhaltendes Erbrechen trotz Antiemetikagabe, wie sie bei Subileus oder Ileus auftreten, sind Beispiele. Weitere Indikationen für die parenterale Analgetikagabe können eine Stomapharyngitis, z. B. im Gefolge einer Chemotherapie oder eine momentan oral nicht einstellbare Schmerzsituation bei unbefriedigender Analgesie, z. B. infolge Malabsorption oder intolerablen Nebenwirkungen sein. In diesem

Zusammenhang ist aber auch die Bewußtseinstrübung im Finalstadium einer Karzinomerkrankung zu nennen; beim terminalen Patienten sollte die Medikation auf das Notwendigste reduziert werden (Opioide, Neuroleptika, Antiemetika, Benzodiazepine).

Ist bei solchen Patienten ein venöser Zugang vorhanden, so sollte die Dauerinfusion zur Schmerztherapie gewählt werden. Dieses Vorgehen bewirkt nicht nur das Erreichen stabiler Blutspiegel der Medikamente, sondern ermöglicht auch eine gute Titration der Schmerzsituation. Auch bei der intravenösen Zufuhr ist die Kombination eines Nichtopioids mit einem Opioid empfehlenswert. Nach unserer Erfahrung besonders bewährt hat sich die Kombination von Metamizol mit Tramadol, Morphin oder Piritramid. Hierbei sind Tagesmengen zwischen 4 und 9 g Metamizol anzustreben; die Verwendung von Tramadol bietet sich besonders bei Patienten an, die auch oral auf dieses Opioid eingestellt waren (evtl. geringfügige Dosisreduktion). Bei vorhergehender oraler Morphintherapie kann die eingesetzte Morphindosis auf ein Drittel bis die Hälfte reduziert werden. Die benötigten Piritramid-Dosierungen liegen im allgemeinen zwischen 15 und 90 mg/Tag. Ein denkbares Therapiekonzept könnte also z. B. aus 3 Ampullen Novalgin® (2 ml) und 2 Ampullen Dipidolor® in 500 ml Normofundin® über 12 Stunden bestehen. Auf Kompatibilität mit den verwendeten Infusionslösungen und weiteren zugesetzten Pharmaka ist zu achten. Obwohl nur wenige Analgetikakombinationen diesbezüglich untersucht sind (z. B. Tramadol + Metamizol), treten bei Verwendung kristalliner Lösungen und Beachtung einiger Grundregeln nur selten Kompatibilitätsprobleme auf. Wurden zentralvenöse Katheter zur parenteralen Ernährung oder Chemotherapie implantiert (z. B. Hickman Katheter, Ports), so kann darüber mit Hilfe tragbarer Pumpsysteme (s. Abb. 5, S. 76) eine kontinuierliche Opioidinfusion erfolgen.

Liegt kein intravenöser Katheter, so stellt die subkutane Opioidtherapie eine Alternative dar. Hierzu kann in 4- bis 6stündlichem Abstand Tramadol oder Morphin subkutan, z. B. über eine liegende Butterfly-Kanüle, injiziert werden. Vorteile bietet jedoch die kontinuierliche Applikation in das subkutane Fettgewebe mittels einer Pumpe (stabilere Serumspiegel, reduzierte Neben-

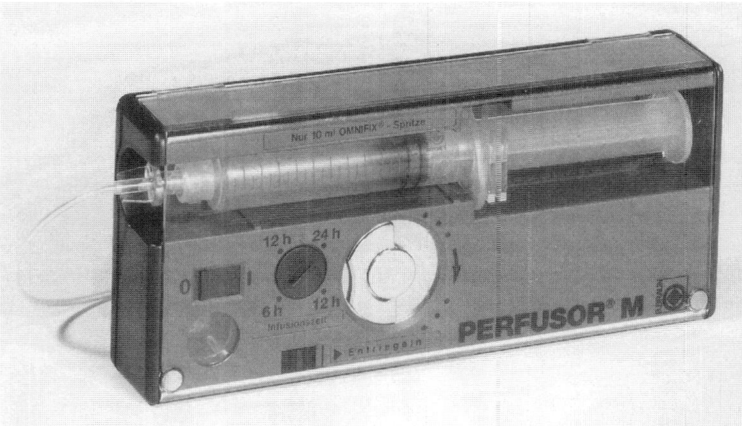

Abb. 1 Einfache Spritzenpumpe, geeignet zur kontinuierlichen subkutanen oder intravenösen Opioidinfusion (Perfusor M, Fa. Braun). Das Gerät wird mechanisch über ein Präzisionsuhrwerk, das wie ein Wecker aufgezogen wird, betrieben. Das Reservoirvolumen beträgt maximal 10 ml (Braun-Omnifix-Spritzen mit Luerlock Anschluß zur Vermeidung von Diskonnektionen); 3 einstellbare Flußraten ermöglichen die Abgabe des 10-ml-Volumens in 6, 12 oder 24 Stunden. Maße: 17,5 x 3,5 x 7,5 cm; Leergewicht: 340 g.

wirkungsrate). Hierzu wird an eine Subkutannadel über einen dünnen Schlauch eine z. B batteriebetriebene Pumpe angeschlossen, die mit einstellbarer Flußgeschwindigkeit Tramadol, Morphin oder Hydromorphon abgibt. Bewährt haben sich hierbei verschiedene einfache (Abb. 1), aber auch kompliziertere Pumpen. Letztere verfügen über eine Bolustaste, die es dem Patienten ermöglicht, bei Schmerzattacken eine zusätzliche Opioiddosis anzufordern (s. Abb. 5, S. 76). Subkutane Nadeln mit selbstklebender Befestigung und die heute kleinformatigen und relativ leichten Pumpen schränken die Mobilität des Patienten kaum ein. Zur Information des niedergelassenen Arztes, der bei ambulanter Fortführung der Behandlung in der Regel die Opioidverordnung übernehmen sollte, wurden spezielle Formulare entwickelt, die in Kurzform über Therapiedetails unterrichten (siehe Anhang).

Metamizol (Novalgin®)	
Zubereitung:	1 Amp. = 2 ml = 1000 mg, 1 Amp. = 5 ml = 2500 mg
Dosierung:	500–1500 mg/4 Std. i.v.
Maximaldosis:	6000–9000 mg/24 Std. i.v.
Wichtige Nebenwirkungen:	Insbesondere bei schneller intravenöser Applikation Gefahr von Kreislaufregulationsstörungen und anaphylaktischen oder toxischen Reaktionen, sehr selten Agranulozytose
Piritramid (Dipidolor®)	
Zubereitung:	1 Amp. = 2 ml = 15 mg Piritramidbase
Dosierung:	30–90 mg/24 Std. i.v.-Dosierung durch Titration ermitteln!! Dosisäquivalenz Morphin - Piritramid = 1:1,5; i.v./i.m.
Maximaldosis:	Begrenzung nur durch BtMVV
Wichtige Nebenwirkungen:	Sedation, Übelkeit, Erbrechen, Verwirrtheit, Obstipation, Hypotonie, bei massiver parenteraler Überdosierung Gefahr der Atemdepression
Tramadol (Tramal®)	
Zubereitung:	1 Amp. = 1 ml = 50 mg, 1 Amp. = 2 ml = 100 mg
Dosierung:	50–100 mg/4 Std., i.v./i.m./s.c. Dosisäquivalenz Morphin - Tramadol = 1:10
Maximaldosis:	400–600 mg/Tag
Nebenwirkungen:	Siehe orale Therapie
Morphin (Morphin®, MSI®)	
Zubereitung:	1 Amp. = 1 ml = **10 oder 20 mg** 1 Amp. = 5 ml = 100 mg 1 Amp. = 10 ml = 200 mg s.c./i.m./i.v.

Tab. 8 Fortsetzung nächste Seite

Dosierung:	durch Titration ermitteln! (oral: parenteral = 2–3:1)
Maximaldosis:	Begrenzung nur durch BtMVV
Nebenwirkungen:	s. Piritramid
Buprenorphin (Temgesic®)	
Zubereitung:	1 Amp. = 1 ml = 0,3 mg (0,324 mg Buprenorphin-HCl) i.v./i.m.
Dosierung:	0,3–1 mg/6–8 Std., Dosisäquivalenz Morphin - Buprenorphin = 1:0,03
Maximaldosis:	35 mg/Tag
Nebenwirkungen:	s. Piritramid
Hydromorphon (Dilaudid®)	
Zubereitung:	1 Amp. = 1 ml = 2 mg
Dosierung:	durch Titration ermitteln, Dosisäquivalenz Morphin - Hydromorphon = 1:0,2; s.c.
Maximaldosis:	siehe Morphin
Nebenwirkungen:	s. Piritramid

Tab. 8 Medikamentenübersicht

Neben dieser über längere Zeiträume durchführbaren parenteralen Therapie können besonders in der Finalphase Situationen auftreten, die eine Notfallmedikation wie bei akuten Schmerzen erforderlich machen. Auch in diesen Fällen, die sich bei schwersten Schmerzattacken oder akuten Ereignissen wie Spontanfrakturen, schweren Blutungen oder Lungenembolien ergeben können, ist eine parenterale Therapie erforderlich. Hier hat sich der Einsatz von Morphin (10–20 mg s.c. oder i.v.), Triflupromazin (Psyquil® 10–20 mg i.m. oder i.v.) sowie Scopolamin (0,5 mg s.c.) bewährt. Medikamentenübersicht siehe Tabelle 8.

Lokale Pharmakotherapie

Rückenmarksnahe Therapie mit Opioiden und Nichtopioiden

Der Nachweis von Opioidrezeptoren in der Substantia gelatinosa der Hinterhörner des Rückenmarks führte zum Konzept der periduralen und intrathekalen Opioidanalgesie. Den bestechenden theoretischen Vorteilen einer regionalen Analgesie ohne systemische Nebenwirkungen der Opioide stehen als Nachteile die Invasivität des Verfahrens, das Risiko von Katheterkomplikationen und die möglichen systemischen (Resorption) und spinalen (rostraler Abfluß des Opioids zum Hirnstamm) Nebenwirkungen entgegen. Hieraus ergibt sich, daß die rückenmarksnahe Opioidanalgesie keine Alternative zur oralen Schmerztherapie, sondern nur eine Ergänzung am oberen Spektrum der Stufentherapie sein kann. Somit stellen stärkste Schmerzen bei geeigneter Lokalisation unter unbefriedigender systemischer Analgetikatherapie, sei es aufgrund ungenügender Schmerzlinderung oder zu starker Nebenwirkungen, die Indikation für eine solche Therapie dar. Ein Einsatz der Methode wird auch bei Obstruktion im Gastrointestinaltrakt und als überbrückende Maßnahme zur Durchführung oder zum Wirkungsbeginn anderer Therapieverfahren empfohlen.
Bei bestimmten Indikationen (Versagen der periduralen Therapie bei richtiger Indikation) sind intrathekale Katheter zur rückenmarksnahen Therapie einsetzbar; jedoch steht den Vorteilen (geringere Dosis, geringere systemische Resorption) ein erhöhtes Nebenwirkungsrisiko (Liquorfistel, aufsteigende Infektion)

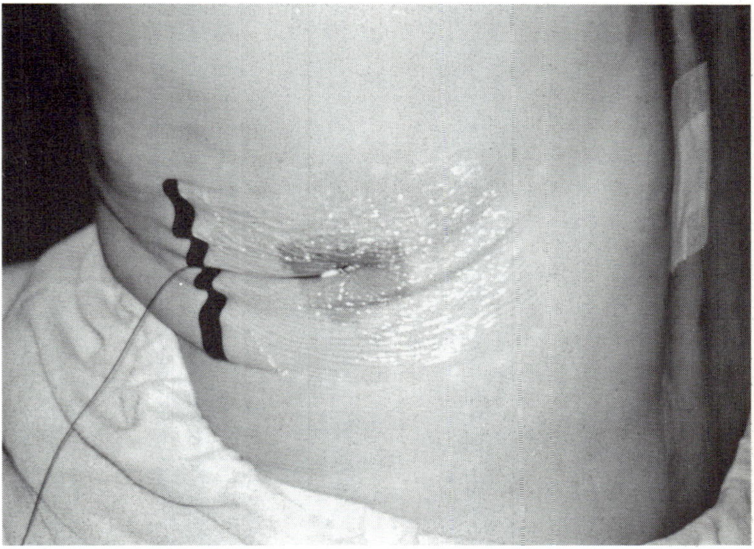

Abb. 2 Periduralkatheter mit langstreckiger subkutaner Untertunnelung, der an der linken Flanke ausgeleitet ist.

gegenüber. Eine grundsätzliche Entscheidung über die Frage peridural – intrathekal kann zwar noch nicht getroffen werden, jedoch könnten bei längerer Therapiedauer Vorteile für die intrathekale Therapie über vollimplantierbare Systeme gegeben sein.

Ist die Entscheidung für eine rückenmarksnahe Opioidanalgesie gefallen, wird initial immer ein nach extern ausgeleiteter Periduralkatheter gelegt, um die Effektivität zu testen. Wegen des minimalen Aufwandes und der praktisch fehlenden Patientenbelastung sollte der Katheter bis zur Hautaustrittsstelle, wenn möglich, wenigstens 10 cm subkutan getunnelt werden (Abb. 2). Wird während einer Probephase von mehreren Tagen eine zufriedenstellende Schmerzeinstellung erzielt, muß für die weitere Therapie geplant werden, ob der externe Katheter durch einen langstreckig untertunnelten Katheter oder ein implantiertes System

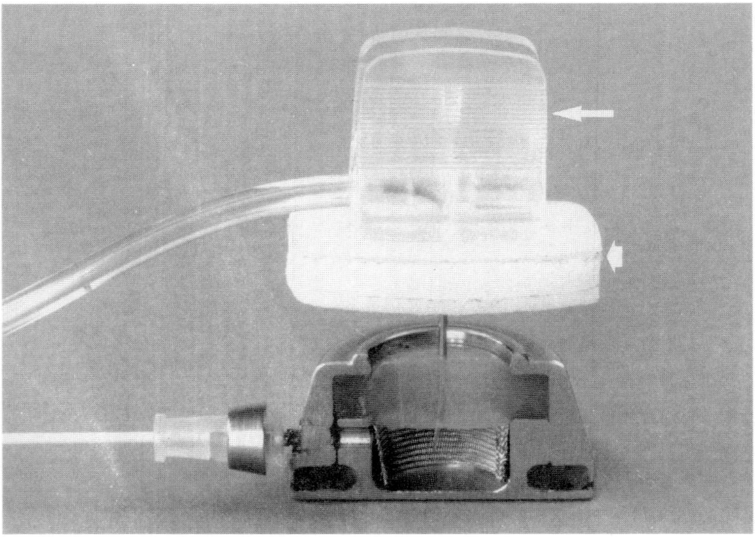

Abb. 3 Implantierbarer epiduraler oder intrathekaler Katheter mit subkutanem Port. Längsschnitt durch Port aus rostfreiem Stahl (Port-A-Cath®, Fa. Pharmacia) mit selbstschließendem Silikonseptum und eingeführter Spezialkanüle (Gripper-Nadel). Der Nadelgriff (←) ist nach Punktion abnehmbar, der gepolsterte Nadelaufsatz (⬅) dient zum Schutz der Einstichstelle; linksseitig angeschlossener röntgendichter Polyurethan-Katheter.

mit Port bzw. Pumpe ersetzt wird. Für Patienten mit einer Lebenserwartung von Tagen bis Wochen sind einfache untertunnelte Katheter indiziert. Für eine längerfristige Therapie eignen sie sich weniger, da eine Reihe von Studien belegen, daß diese wegen Katheterkomplikationen oft erneuert werden müssen, was eine zusätzliche Patientenbelastung darstellt. Für eine längere Therapiedauer eignen sich spezielle Kathetersysteme (Langzeit-Epiduralkatheter nach DuPen, Fa. Bard), die aufgrund der guten Erfahrungen mit Hickman- oder Broviac-Kathetern in der intravenösen Langzeittherapie entwickelt wurden. Die Systeme bestehen aus einem dünnen Silikonkatheter für die Plazierung im

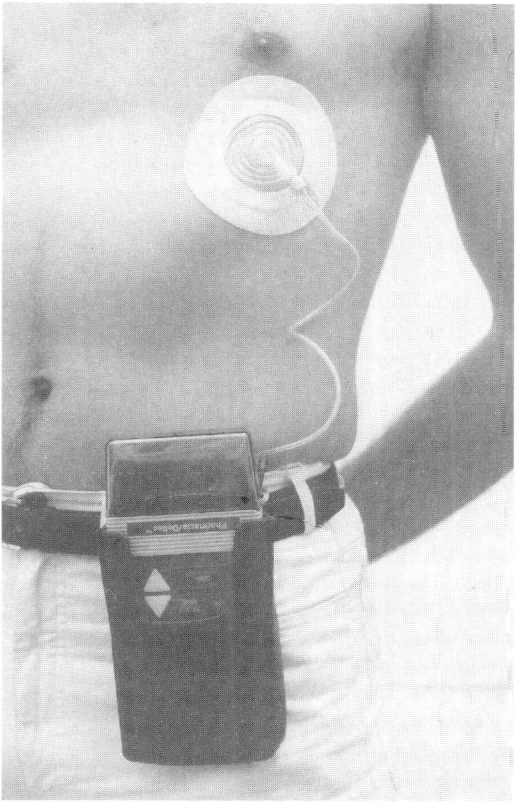

Abb. 4
Implantiertes Kathetersystem mit subkutanem Port am linken Rippenbogen und angeschlossener externer Pumpe (Deltec-CADD-PCA, Fa. Pharmacia).

Epiduralraum und einem dickeren Katheteranteil für die subkutane Tunnelung. Die beiden Kathetersegmente werden über einen Metallkonnektor miteinander verbunden. An der Hautaustrittsstelle ist der dickere Katheteranteil von einer Dacronmanschette umgeben, die eine gute Fixation im Subkutangewebe ermöglicht und das Risiko einer bakteriellen Infektion entlang der Katheteroberfläche reduziert. Der Port ist vor allem dann indiziert, wenn bei einer Lebenserwartung von über 3 Monaten eine Bolustherapie geplant ist (Abb. 3). Der Vorteil liegt darin, daß zwischen den

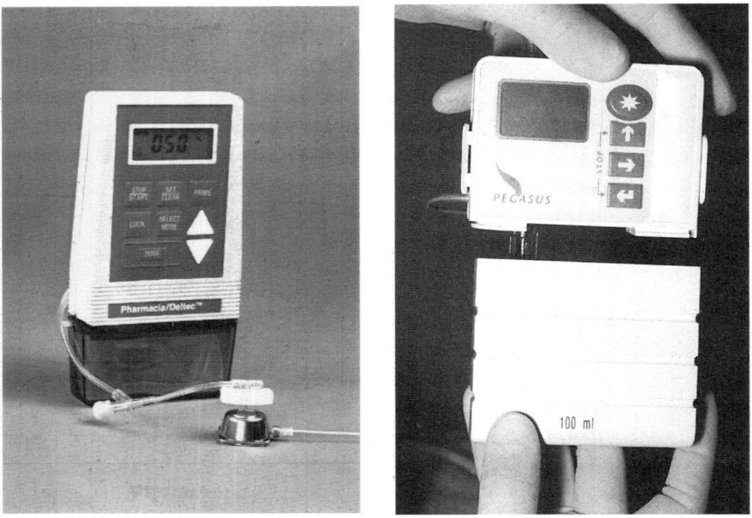

Abb. 5 Extern tragbare mikroprozessorgesteuerte Pumpen
Links: Deltec CADD-PCA (Fa. Pharmacia); Maße: 2,8 x 8,9 x 16 cm; Leergewicht: 425 g; Betrieb: 9-V-Blockbatterie; Reservoir: (verschließbar) 50/100 ml; Förderrate: bis ca. 20 ml/Std.; Alarmanzeigen: komplett vorhanden inklusive Okklusionsalarm; Betriebsvarianten: kontinuierlich, Bolus, Kombination. Die Pumpe ist universell (i.v./s.c./peridural und intrathekal) verwendbar.
Rechts: Pegasus PCA (Fa. LogoMed); Maße: 8,4 x 9,6 x 3,1 cm; (incl. 50 ml Reservoir); Leergewicht: 200 g; Betrieb: 2 x 1,5 Volt Lithiumbatterie; Reservoir: 20/50/100/150/200/300 ml; Förderrate: 0,01–15 ml/Std.; Bolusmenge: 0,01–9,99 ml; Menü-gesteuerte Programmierung; optische und akustische aussagefähige Fehlermeldungen; interner Bolus- und Datenrecorder für ca. 1 Monat (PC-einlesbar). Betriebsvarianten: kontinuierlich, Bolus, Kombination, circadian. Die Pumpe ist universell (i.v./s.c./peridural und spinal) verwendbar.

Bolusapplikationen keine Verbindung des Systems nach außen besteht. Bei mehr als 2 Punktionen täglich stellt sich jedoch die Frage, ob die Portimplantation für den Patienten wirklich eine angenehme Alternative darstellt, insbesondere wenn es zum

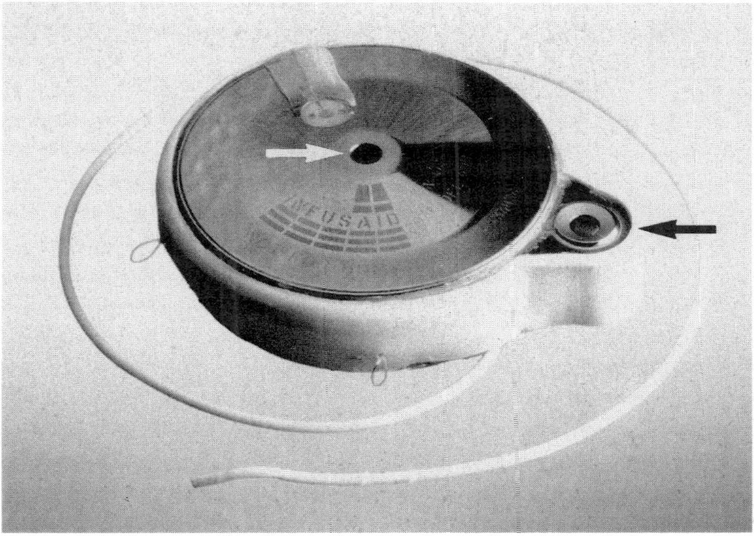

Abb. 6 Häufig verwendetes implantierbares Pumpen-Kathetersystem (Infusaid, Modell 400, Fa. Fresenius), geeignet zur intrathekalen Therapie. Betrieben wird die Pumpe durch ein inertes Zwei-Phasen-Gasgemisch, das sich bei Körperwärme ausdehnt und dadurch das Reservoir entleert; Reservoirvolumen: 47 ml; Förderrate: fixe Einstellung durch den Hersteller (in der Regel 1 bis 6 ml/24 Std.); keine Alarmeinrichtungen; manuelle Bolusgabe über spezielles Zusatzseptum (←) möglich; Füllung über zentrales Septum (→ weiß); Zubehör: röntgendichter Silikonkatheter. Maße: 8,7 x 2,8 cm; Leergewicht: 208 g.

Auftreten von Hautirritationen kommt. Implantierbare Pumpen stellen die aufwendigste und teuerste Form der rückenmarksnahen Therapie dar, die nur dann indiziert ist, wenn eine voraussichtliche Lebenserwartung von mindestens sechs Monaten besteht und eine ambulante Versorgung möglich ist.

Morphin ist das zur Zeit am häufigsten eingesetzte Opioid. Gegenüber lipophilen Opioiden (Fentanyl, Buprenorphin) bietet es mehrere Vorteile: Morphin hat eine längere Wirkdauer als lipophile

Opioide. Bei der Umstellung von systemischer auf rückenmarksnahe Applikation kann die erforderliche Morphindosis, im Gegensatz zur Dosis lipophiler Opioide, deutlich reduziert werden. Die Ausdehnung der spinalen Analgesie ist nach rückenmarksnaher Gabe von Morphin größer als nach der von lipophilen Opioiden. Hierdurch wird die analgetische Wirksamkeit bei ausgedehnter Schmerzlokalisation, Tumorprogression oder nicht optimal plaziertem Katheter verbessert sein. Nachteile des Morphins gegenüber lipophilen Opioiden sind der verzögerte Wirkungseintritt und die Gefahr einer späten Atemdepression.

Die Nachteile des Morphins sind in der Tumorschmerztherapie jedoch von untergeordneter Bedeutung. Eine Atemdepression ist bisher nicht berichtet worden, wenn Morphin zur Behandlung von Tumorschmerzen kontinuierlich oder regelmäßig in adäquater Dosis verabreicht wurde. Der verzögerte Wirkungseintritt von Morphin spielt bei regelmäßiger bzw. kontinuierlicher Therapie, welche das Wiederauftreten starker Schmerzen unterdrückt, nur eine geringe Rolle.

Morphin gilt deshalb nach wie vor als das geeignetste Opioid für die rückenmarksnahe Pharmakotherapie von Tumorschmerzen. Bei einzelnen Patienten und in speziellen Situationen können jedoch auch andere Opioide erfolgreich eingesetzt werden.

Als Applikationsverfahren kommt entweder die Bolusgabe durch Arzt, Pflegepersonal, Angehörige oder den Patienten selber in regelmäßigen Abständen oder eine kontinuierliche Gabe mittels Pumpen in Frage. Letztere ist wegen der pharmakokinetischen Vorteile (geringere Toleranzentwicklung, stabilere Liquorspiegel, bessere Wirksamkeit, reduzierte Nebenwirkungen) vorzuziehen. Hierzu eignen sich externe Pumpen mit Reservoirvolumina zwischen 20 und 300 ml (Abb. 4 und 5). Die meisten dieser Pumpen ermöglichen es dem Patienten, über eine Bolustaste zusätzliche Dosen bei Schmerzspitzen oder bewegungsabhängigen Schmerzen anzufordern.

Sowohl bei der Bolus- als auch bei der kontinuierlichen Gabe spielt neben der Art und Menge des eingesetzten Analgetikums auch das Volumen der applizierten Lösung eine Rolle. Deshalb kann oft eine Veränderung dieses Volumens ohne Veränderung der Analgetikamenge eine Verbesserung der Situation erbringen. Bei intrathekaler Therapie und einer voraussichtlichen Behandlungsdauer von mindestens 6 Monaten wird meist die Implantation von Katheter und subkutaner Pumpe empfohlen (Abb. 6). Diese Variante bietet dafür sicherlich die beste hygienische Lösung und ist zudem für den Patienten bequemer.

Die Beimischung von *Lokalanästhetika* zur applizierten Lösung für die Langzeittherapie ist umstritten. Eine direkte analgetische Wirkung kann aufgrund der schnellen Toleranzentwicklung für Lokalanästhetika nur von kurzer Dauer sein; die in der Literatur beschriebene Vermeidung einer Toleranzentwicklung für Opioide durch Beimischung niedriger Konzentrationen von Lokalanästhetika ist unerwiesen. Dennoch wird der Einsatz von Lokalanästhetika beim Auftreten von Schmerzsymptomen durch Irritation vegetativer Strukturen, die nicht ausreichend auf eine Opioidtherapie ansprechen, empfohlen. Auch bei neuropathischen und ossären Schmerzen können sie zur Ergänzung der Analgesie erforderlich sein. Neuere Untersuchungen zeigten auch eine bakterizide Wirkung von Bupivacain (Carbostesin®), so daß die Beimischung heute in vielen Kliniken routinemäßig erfolgt. Opioidresistente Schmerzen, besonders beim terminalen bettlägerigen Patienten, oder die Überbrückung bis zum Anschlagen anderer Therapieverfahren (Radiatio, Chemotherapie) sind weitere Indikationen für peridurale Lokalanästhetika.

Von den vielen anderen Substanzen, die bislang in die Nähe des Rückenmarks appliziert wurden, haben nur Baclofen (Lioresal®) zur Spastikbehandlung und Clonidin (Catapressan®) bei Deafferenzierungsschmerzen etwas breitere klinische Verwendung gefunden. Bei periduraler Anwendung von Opioiden sind, aufgrund der im Vergleich mit der systemischen Gabe geringeren Dosierungen, die zentralen Opioidnebenwirkungen Übelkeit, Erbrechen und Sedierung sowie Obstipation seltener zu beachten.

Nebenwirkungen wie Juckreiz und Miktionsstörungen treten jedoch häufiger auf. Bezüglich der Komplikationen implantierter Periduralkatheter sind Früh- von Spätkomplikationen zu unterscheiden. Zu den Frühkomplikationen zählen insbesondere die mit der Katheteranlage verbundenen Risiken: akzidentelle Duraperforation, Rückenmarksverletzung, Periduralvenenpunktion und subarachnoidale Injektion. Spätkomplikationen durch länger liegende Katheter beinhalten die Möglichkeit von Infektionen (z. B. Meningitis, Periduralabszeß), Fibrosierungen im Periduralraum als Fremdkörperreaktion sowie Katheterdislokation bzw. -perforation.

Praktische Hinweise zur rückenmarksnahen Therapie

Katheteranlage

Der Periduralkatheter wird bevorzugt auf der Höhe des betroffenen Segments in klassischer Weise gelegt. Die anschließende subkutane Untertunnelung kann mit der Tuohy-Nadel oder einem speziellen Untertunnelungsgerät erfolgen. Bei direktem Ausleiten des Katheters ist eine Untertunnelung von mindestens 10 cm anzustreben. Wird der Katheter an ein subkutanes Port angeschlossen, so hat sich dessen Implantation am ventralen Rippenbogen bewährt. Die Anlage eines solchen Ports sollte unter Einhaltung strengster Sterilität in einem Operationssaal vorgenommen werden. Ebenso sollte, auch bei technisch problemlosem Plazieren des Katheters, insbesondere bei veränderter Anatomie, seine Position sowie die Ausbreitung von Kontrastmittel im Periduralraum mittels Röntgenaufnahme (Epidurogramm) überprüft werden. Eine erste Injektion von 0,5%igem Carbostesin in anästhesieüblicher Menge zum Nachweis eines Therapieeffektes kann als weitere Kontrolle durchgeführt werden.

Therapiedurchführung

Bei Anwendung der Bolusgabe sind im allgemeinen 2,5–5 mg Morphin in 10 ml Kochsalzlösung als erste Dosierung in 8- bis 12stündigem Abstand einzusetzen. Bei nicht ausreichendem Therapieerfolg kann eine Erhöhung der Morphinmenge und/oder des Bolusvolumens nötig sein (Dosistitration).

Die kontinuierliche Applikation wird heute häufig vorgezogen. Die hierzu eingesetzte Deltec-PCA-Pumpe (vgl. Abb. 5) verfügt über ein Reservoir von 50 bzw. 100 ml, das über einen Bakterienfilter aufgefüllt wird. Die Reservoirfüllungen liegen normalerweise im Bereich von 100–200 mg Morphin auf 100 ml Kochsalzlösung; die Flußrate liegt bei 0,5–1 ml/Stunde. Eine sinnvolle Bolusdosis beträgt ungefähr 1/3–1/4 der Tagesdosis.
Die eingesetzten Pumpen zeigen, abrufbar über ein Tastenfeld, in einem Digital-Display den derzeitigen Reservoirinhalt, die Medikamentenkonzentration, die eingestellte Flußrate, die Bolusdosis, die dazugehörige Refraktärzeit, die die Boluszahl begrenzt sowie die Anzahl bisher verabreichter Boli und die insgesamt verabreichte Medikamentenmenge an. Das Programmieren der Pumpe ist nur nach Entsicherung des Tastenfeldes über eine Schlüsselzahl möglich. Die nach Programmierung üblicherweise wieder gesicherte Pumpe ermöglicht nur die Abfrage der oben dargestellten Werte und das Abrufen einer Bolusdosis, jedoch keine Veränderung der eingestellten Werte. Nach jedem Reservoirwechsel müssen die Pumpenparameter teilweise neu programmiert werden. Die applizierte Medikamentenmenge und die eingestellten Werte sind in einem dem Patienten ausgehändigten Therapieausweis einzutragen. Für detaillierte Informationen ist die Gebrauchsanweisung der Pumpe zu Rate zu ziehen. Für die niedergelassenen Ärzte wurde ein Formular entworfen, das in Kurzform detailliert über die stationär eingeleitete Therapie unterrichtet (siehe Anhang).

Katheterpflege

Bei ausgeleitetem Katheter ist die Kathetereintrittsstelle 2täglich zu inspizieren und beim Verbandwechsel mit einem *Antiseptikum* (Betaisodona® Salbe, Mercuchrom®) zu versehen. Eine Vorstellung des Patienten in der Schmerzambulanz sollte wöchentlich erfolgen. Der bei Bolusapplikation immer zu verwendende Bakterienfilter wird wöchentlich gewechselt.

Port-Systeme dürfen grundsätzlich nur mit den dazugehörigen Huber-Nadeln punktiert werden, die aufgrund ihrer besonderen Schlifform das Ausstechen von Stichzylindern aus der Portmembran vermindern. Besonders bewährt haben sich Nadeln, die von einem Klebering umgeben sind und somit eine einfache Befestigung an der Haut ermöglichen (vgl. Abb. 3 und 4).

Zum Punktieren des Ports wird die darüberliegende Haut gründlich desinfiziert und danach mit einem Antiseptikum bestrichen. Der ringförmige Port wird mit Daumen, Zeige- und Mittelfinger einer Hand lokalisiert, danach wird unter sterilen Kautelen die Huber-Nadel zum Auftreffen auf den Metallboden eingeführt. Ein Wechsel der Huber-Nadel, die dann jeweils in einen anderen Quadranten der Portoberfläche eingestochen werden sollte, ist bei Auftreten von Hautrötungen, spätestens jedoch nach einer Woche durchzuführen. Auch bei Verwendung des Ports ist eine regelmäßige Kontrolle durch den betreuenden Arzt einzuplanen. Medikamentenübersicht siehe Tabelle 9.

Intraventrikuläre Opioidanalgesie

In Ausnahmefällen, in denen die systemische oder rückenmarksnahe Oppioidapplikation versagt hat und neuroablative Verfahren nicht erfolgversprechend sind, kann die intraventrikuläre Opioidanalgesie erwogen werden. Die besten Ergebnisse werden bei Weichteil- und Knochenschmerzen berichtet. Dagegen sind die Resultate bei neuropathischen Schmerzen wenig befriedigend. Die

Bupivacain (Carbostesin®)	
Zubereitungen:	1 Amp. = 5 ml = 12,5/25 mg (0,25 %/0,5 %), 1 Fl. = 20 ml = 50/100/150 mg (0,25 %/0,5 %/0,75 %)
Wichtige Nebenwirkungen:	Schwindel, Blutdrucksenkung, Bradykardie
Wichtige Kontraindikationen:	Schwere Überleitungsstörungen, dekompensierte Herzinsuffizienz
Clonidin (Catapresan®)	
Zubereitung:	1 Amp. = 1 ml = 0,15 mg
Wichtige Nebenwirkungen:	Bradykardie, Blutdrucksenkung
Wichtige Wechselwirkungen:	Bradykardie und AV-Blockierung durch Betablocker und Herzglykoside, blutdrucksenkende Wirkung durch Diuretika und Vasodilatatoren verstärkt
Wichtige Kontraindikationen:	Sinusknotensyndrom
Fentanyl (Fentanyl®-Janssen)	
Zubereitungen:	1 Amp. = 2 ml = 0,1 mg (0,157 mg Fent. dihydrogencitrat), 1 Amp. = 10 ml = 0,5 mg (0,785 mg Fent. dihydrogencitrat)
Wichtige Neben- und Wechselwirkungen siehe Morphin	

Tab. 9 Medikamentenübersicht

meisten positiven Erfahrungen wurden bei ausgedehnten Tumoren im Kopf-Gesicht-Nacken-Bereich, bei diffuser Knochenmetastasierung und bei Weichteilinfiltrationen der Arme und des oberen Thorax gesammelt.

Das Einbringen des Katheters in das Vorderhorn eines Seitenventrikels erfolgt über eine frontale Trepanation auf der

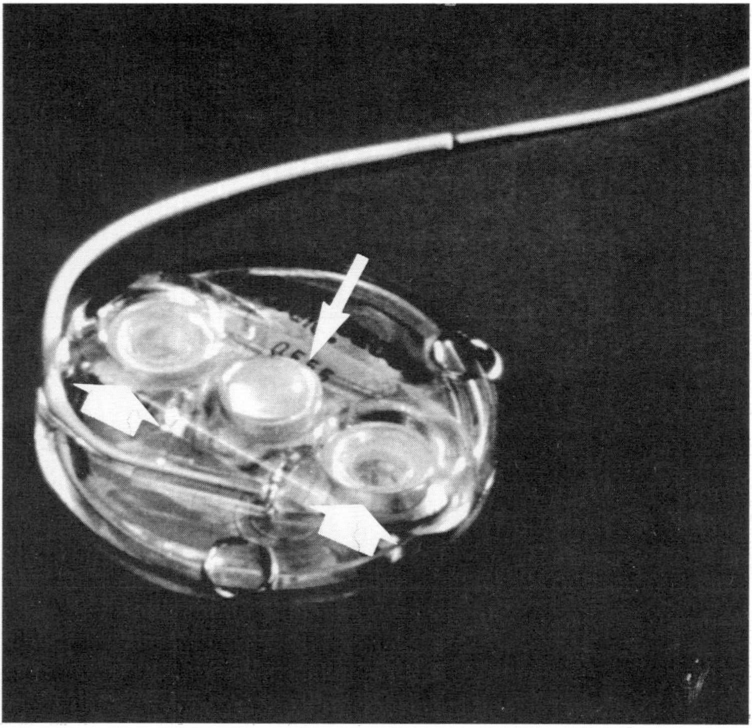

Abb. 7 Reservoir mit manueller Pumpe, geeignet zur intrathekalen oder intraventrikulären Opioidgabe (Secor, Fa. Cordis). 2 Druckknöpfe zur manuellen Förderung der Medikamentenabgabe (➧), die sequentiell betätigt werden müssen. Das Füllvolumen beträgt 12 ml; pro Bolus werden 0,1 ml Inhalt abgegeben. Kunststoffseptum, das zum Auffüllen des Reservoirs mit einer 25-g-Kanüle punktiert wird (➜).

nichtdominanten Seite. Anschließend erfolgt die Konnektion mit Port oder Pumpe (Abb. 7), die meist subklavikulär implantiert werden.

Die erforderlichen Morphindosierungen werden, wie bei der rückenmarksnahen Applikation, durch Art und Ausmaß einer vor-

ausgegangenen Opioidbehandlung beeinflußt. Die initialen Tagesdosen betragen in der Regel 0,25 – 0,5 mg (0,14 mg) Morphin. Darunter wird über eine Schmerzreduktion von 80 – 100 % bei nahezu allen Patienten (75 – 100 %) berichtet, die durchschnittlich rund 24 Stunden (12 – 58 Std.) anhält. Im Verlauf der Behandlung benötigen die meisten Patienten rund 1 mg/Tag, jedoch besteht wie bei jeder Opioidtherapie eine ausgeprägte interindividuelle Variabilität. So werden auch weitaus höhere Dosierungen (bis 36 mg/Tag) beschrieben.
Durch die Morphinapplikation in die Nähe des periaquäduktalen Graus, eines an Opioidrezeptoren reichen Areals, wird eine hohe analgetische Wirksamkeit erzielt. Andererseits ist die Rate zentraler Nebenwirkungen entsprechend hoch. Übelkeit, Erbrechen, Sedierung, Benommenheit und Atemdepression sind relativ häufig, visuelle Halluzinationen, Dysphorie und Verhaltensstörungen wurden beschrieben. Diese unerwünschten Wirkungen treten jedoch überwiegend zu Beginn der Behandlung auf und klingen im Verlauf von Stunden bis wenigen Tagen fast durchwegs spontan ab. Da es jedoch bei rund 4 % der Patienten zu einer schweren, behandlungsbedürftigen Atemdepression kommt, sollte die initiale Einstellung unter intensiver Überwachung erfolgen und für eine ambulante Therapie strenge Anforderungen an den Applikationsmodus gestellt werden. Die Komplikationsrate der implantierten Systeme (Infektion, Obstruktion, Leckage) wird mit rund 2 % angegeben.

Bewertet man das Verfahren nach den bislang vorliegenden Berichten, so handelt es sich bei der intraventrikulären Opioidanalgesie um ein hochwirksames Verfahren, das jedoch relativ aufwendig ist und eine intensive Betreuung des Patienten durch fachkundige Ärzte erfordert. Obwohl in anderen Ländern bereits eine größere Zahl von Patienten mit dieser Methode behandelt wurde, existieren in der Bundesrepublik bislang nur einige wenige neurochirurgische Kliniken, die größere Erfahrungen sammeln konnten.

Nervenblockaden, chemische Neurolysen, Kryoanalgesie

Grundlagen der Nervenblockaden mit Lokalanästhetika

Nervenblockaden mit Lokalanästhetika zielen entweder darauf ab, die Schmerzleitung zu unterbrechen oder die Erregung der nozizeptiven Rezeptoren zu verhindern. Obwohl die Leitungsunterbrechung zeitlich durch die Wirkdauer des Lokalanästhetikums begrenzt ist, kann häufig bei chronischen Schmerzzuständen eine länger anhaltende Schmerzfreiheit beobachtet werden, als es die Wirkdauer des verwendeten Lokalanästhetikums erwarten läßt. Dies kann damit erklärt werden, daß Lokalanästhetika neben der unmittelbaren Nozizeptorenblockade gleichzeitig afferente Impulse und efferente Motoneurone hemmen.
Auch der Blockade efferenter Sympathikusfasern kommt große Bedeutung zu. Jeder afferente Reiz wird auf dem Reflexweg im Bereich des Gefäßsystems als Gefäßspasmus, im Bereich der Muskulatur als Kontraktion und im Bereich der Haut als Hyperhydrosis beantwortet. Nervenblockaden bewirken somit nicht nur eine Analgesie, sondern führen gleichzeitig zur Unterbrechung unerwünschter Reflexmuster und zu einer Vasodilatation reaktiv verengter Gefäße.
Bei der Verwendung von Lokalanästhetika werden diagnostische von prognostischen und therapeutischen Blockaden unterschieden. *Diagnostische Blockaden* sollten im peripheren Schmerzgebiet begonnen und je nach Notwendigkeit nach zentral hin in weiteren

Sitzungen fortgesetzt werden. Prinzipiell sollten diagnostische Blockaden mit kurz wirkenden Lokalanästhetika mittlerer Konzentration durchgeführt werden. Kommt es hierbei zu Komplikationen, so sind diese nie lange anhaltend und erfordern nur kurzfristige Überwachung und Therapie. Der entsprechende Blockadeort ergibt sich aus Anamnese, körperlicher Untersuchung sowie Schmerzanalyse; Kriterien zur Wahl des Blockadeortes sind dabei:

- Lokalisation des Schmerzes
- Qualität des Schmerzes
- Anatomische Gegebenheiten
- Grunderkrankung
- Eigenschaften des Lokalanästhetikums
- Nebenwirkungen

Um Blockadeerfolge objektivieren zu können, ist eine genaue Protokollierung des subjektiven Schmerzerlebnisses sowie der durch die Blockade hervorgerufenen Effekte notwendig. Fehlen die übrigen objektiven Zeichen einer sensiblen oder sympathischen Blockade, so kann etwa nach Sympathikusblockaden die Hauttemperatur gemessen werden, z. B. mittels Thermographie. Gegebenenfalls muß auf Farbindikatoren (z. B. Ninhydrin) zurückgegriffen werden. Auch die elektrische Nervenstimulation kann zur Objektivierung des Blockadeeffektes herangezogen werden.
Prinzipiell geht es bei diagnostischen Blockaden also um die Unterscheidung zwischen somatischem und viszeralem Schmerz, die Bestimmung des Weges der Schmerzübertragung oder die Lokalisation der Läsion bei projiziertem Schmerz. Ein Effekt tritt nur ein, wenn der Block proximal der Läsion zum ZNS gelegen ist.

Jede therapeutische Lokalanästhesie und die meisten neurolytischen Blockaden sollten mit einem diagnostischen Block begonnen werden!

Prognostische Blockaden sollten prinzipiell vor jeder neurolytischen Blockade (Ausnahme: CT-gesteuerte Neurolyse des Plexus coeliacus bei Tumorpatienten) durchgeführt werden, um den potentiellen Effekt zu objektivieren und für den Patienten die Situation nach der Neurolyse zu simulieren. Die nach der Blockade auftretende und gewollte Anästhesie, manchmal verbunden mit Parästhesien, wird nämlich von manchen Patienten als Schmerz empfunden, wodurch der Nutzen der Behandlung in Frage gestellt werden kann.

Generell können *therapeutische Blockaden* durchgeführt werden als
- Blockade einzelner Nerven
- Blockade von Nervenwurzeln und -geflechten
- Rückenmarksnahe Blockaden
- Sympathikusblockaden

In der Regel sind Serien von 6 bis 12 Einzelblockaden erforderlich.

Eine besondere Variante der therapeutischen Blockaden sind lokale Infiltrationen. Schmerzhafte Affektionen der Haut, des Bindegewebes, der Muskulatur und Bänder lassen sich durch das gezielte Aufsuchen von myofaszialen Gelenk- und ligamentären Triggerpunkten und deren lokale Infiltration mit kleinen Lokalanästhetikamengen günstig beeinflussen. Indikationen hierzu sind:
- Myalgien
- Myogelosen
- Periartikuläre Schmerzen
- Narbenschmerzen
- Schmerzhafte Gelenkversteifungen
- Reaktive Muskelverspannungen

Blockaden mit Lokalanästhetika sind bis auf wenige Ausnahmen nicht geeignet zur Dauerbehandlung von starken Tumorschmerzen, jedoch oft nützlich zu diagnostischen und prognostischen Zwecken. Ein lang anhaltender Effekt kann jedoch bei einigen spezifischen Schmerzsyndromen wie z. B. schmerzhaften Muskelverspannungen nach tumorbedingten Affektionen der Wirbelsäule erreicht werden. Bei Schmerzen in Verbindung mit einer Neuritis carcinomatosa, die einer sympathischen Reflexdystrophie ähneln, können Sympathikusblockaden bzw. -neurolysen indiziert sein. Der hier bestehende Schmerz ist oft brennend, verbunden mit einer Hyperpathie, und die betroffenen Hautareale sind zyanotisch und ödematös. Der vom Patienten beschriebene charakteristische Brennschmerz entspricht nicht der segmentalen oder peripheren Nervenausbreitung, sondern umfaßt eine oder mehrere Gefäßversorgungszonen.

Grundlagen neurolytischer Blockaden

Ist eine permanente Nervenblockade erwünscht, kann mit Alkohol oder Phenol, den gebräuchlichsten Neurolytika, eine chemische Neurolyse mit einer *nicht* selektiven Zerstörung der Axone durch Proteindenaturierung erzielt werden. Die Dauer dieser permanenten Impulsleitungsunterbrechung ist zeitlich begrenzt, weil es in Abhängigkeit von der Vollständigkeit der Nervenzerstörung und der Länge der Kontinuitätsunterbrechung zu Regenerationsvorgängen im Bereich des Axons kommt, die pathophysiologisch den Regenerationsvorgängen bei einer traumatischen Nervenläsion ähnlich sind. Eine Gegenüberstellung der beiden wichtigsten Neurolytika Alkohol und Phenol zeigt Tabelle 10.

Es muß noch einmal betont werden, daß *Neurolytika nicht spezifisch dünne schmerzleitende Fasern zerstören,* sondern daß die Proteindenaturierung Fasern verschiedener Durchmesser betrifft. Auch eine schwere Schädigung der perineuralen Gefäßelemente ist beschrieben worden, die sowohl von Menge und Konzentration des Lythikums als auch seinem Verteilungsgrad im Gewebe abhängig sein soll. Als Nebenwirkung gefürchtet ist die sekundäre Neuritis nach Alkoholblockaden, vor allem an peripheren Nerven, weshalb hier Phenol bevorzugt werden sollte.

Voraussetzungen für die *Indikationsstellung* zur Neurolyse sind:
- Fortgeschrittenes Stadium eines Tumorleidens
- Begrenzte Lebenserwartung (6 bis 12 Monate)

	Alkohol	Phenol
Intrathekal	Absolut	6–7,5%ig mit Glyzerin oder Kontrastmittel
Sympathikus-blockade	50 %	6–10%ige wäßrige Lösung
Spezifisches Gewicht zu Liquor (1,007)	0,79–0,81 Hypobar	1,027 Hyperbar
Vorteile	Längere Wirkungsdauer	Geringer Effekt auf benachbartes Gewebe, kein Injektionsschmerz
Nachteile	Brennschmerz bei Injektion, höhere Komplikationsrate	Geringe Diffusibilität, etwas kürzere Wirkung
Komplikationen	Hautnekrosen, Alkoholneuritis (ca. 15 %)	Allergische Reaktionen

Tab. 10 Gegenüberstellung der Neurolytika Alkohol und Phenol

- Neurochirurgische Verfahren kontraindiziert, invasiver oder durch den Patienten abgelehnt
- Unzureichender Effekt einer Pharmakotherapie
- Keine andauernde Schmerzfreiheit nach Blockadeserie mit einem Lokalanästhetikum, wenn eine solche indiziert war
- Sonstige Verfahren (u. a. Radiatio, TNS) erfolglos eingesetzt.

In diesem Sinne werden als *Kontraindikationen* angesehen:
- Unwirksamkeit diagnostischer Nervenblockaden
- Multiple nicht lokalisierte Schmerzen verschiedener Körperregionen
- Lagerungsprobleme
- Finalstadium

Grundlagen der Kryoanalgesie

Neben chemischen Neurolysen ist auch eine Zerstörung von Nervengewebe durch Kälteanwendung möglich. Das hierzu eingesetzte Gerät erzeugt an einer Sondenspitze durch CO_2- oder N_2O-Gasfluß Temperaturen zwischen -65 und -80 °C, die bei mehrminütiger Anwendung in der Nähe des zu zerstörenden Nervs zu Blockadeeffekten wie bei chemischen Neurolysen führen.

Das eingesetzte Gerät ist zugleich mit einem Nervenstimulator für sensorische und motorische Reizimpulse ausgerüstet, so daß die gerade hier für den Therapieerfolg wichtige exakte Lokalisation der Sondenspitze erleichtert wird.

Die Kryoanalgesie kann insbesondere bei peripheren Nerven analog zur Neurolyse eingesetzt werden; der Therapieeffekt scheint nach den bisherigen Erfahrungen jedoch kürzer als nach chemischen Neurolysen anzuhalten, so daß häufigere Wiederholungen der Blockade erforderlich werden können. Indikationen können großzügiger als zur chemischen Neurolyse gestellt werden, da Restitutio ad integrum eintritt.

Indikation und Technik der wichtigsten Blockaden

Im folgenden werden kurz die zur Tumorschmerztherapie wichtigsten Blockadeverfahren sowie ihre Indikationen vorgestellt. Das exakte technische Vorgehen ist hierbei den gängigen Lokalanästhesieatlanten zu entnehmen.

Bei allen Blockadetechniken ist ein sicherer intravenöser Zugang erforderlich. Bei rückenmarksnahen Blockadetechniken oder Sympathikusblockaden kann auf die vorherige Bestimmung eines Gerinnungsstatus nicht verzichtet werden.

Indikation und Technik intrathekaler Blockaden und Neurolysen

Indikationen für eine intrathekale Neurolyse sind somatische und neuropathische, segmentale Schmerzen größerer Areale der Wand des Körperstammes im Versorgungsgebiet von Th 3 bis Th 10 sowie umschriebene Schmerzen im Versorgungsgebiet von S 3 bis S 5. Intrathekale Neurolysen im zervikalen und lumbalen Bereich werden von vielen Therapeuten abgelehnt, da eine Zerstörung von Vorderwurzeln hier zu Paresen führen kann.
Auch bei Neurolysen im thorakalen Bereich kann es im Falle von Paresen bei Patienten mit schweren obstruktiven Ventilationsstörungen schon bei Ausschaltung weniger Segmente zu gefährlichen Situationen kommen. Aus diesem Grund wird die Methode heute bei Vorliegen multipler beidseitiger Läsionen durch die thorakale peridurale Opioidanalgesie ersetzt.

Als wichtigstes Verfahren aus dieser Methodengruppe bleibt deshalb die intrathekale Neurolyse von *Sakralnerven.* Die Indikation kann bei umschriebenen perianalen und perinealen, somatischen Schmerzen bei Rektum-, Anal-, Blasen-, Prostata- und Uteruskarzinomen gestellt werden.
Wegen der häufig als Komplikation auftretenden Harn- (7 %) und Stuhlinkontinenz (0,5 %) sind beste Voraussetzungen nur bei Patienten mit Kolostomie und Dauerkatheter gegeben. Jedoch muß auch bei diesen Patienten an das mögliche Auftreten von Parästhesien und motorischer Schwäche sowie den sehr seltenen Komplikationen Arachnoiditis und Paraplegie gedacht werden.
Das Verfahren wird, in Analogie zur Spinalanästhesie, nach genauer Ermittlung des erforderlichen Volumens durch eine prognostische Blockade mit Lokalanästhetika durchgeführt. Vorzugsweise wird zur Neurolyse 7,5%iges Phenol in Glyzerin eingesetzt. Alternativ kann auch eine Neurolyse der Sakralnerven über den kaudalen Zugang im Periduralraum erfolgen. Diese Methode scheint risikoärmer zu sein, soll aber auch zu kürzer anhaltenden Therapieerfolgen führen. Auch besteht die Möglichkeit der Kryoanalgesie durch den Hiatus sacralis.

Indikation und Technik der Sympathikusblockaden

Sympathikusblockaden sind prinzipiell dann indiziert, wenn die Schmerzqualität als brennend, bohrend, stumpf oder dumpf angegeben wird und das Schmerzverteilungsmuster nicht der segmentalen Innervation entspricht. Typisch sind auch hyperpathische Areale und vaso- bzw. sudomotorische Störungen.
Die Blockierung des sympathischen Nervensystems kann an 3 Stellen erfolgen:
- Ganglion stellatum
- Ganglion coeliacum
- Lumbaler sympathischer Grenzstrang

Ganglion-stellatum-Blockade

Es handelt sich um eine temporäre Unterbrechung der sympathischen Impulsleitung im Verlauf des zervikalen (und thorakalen) Grenzstranges durch Lokalanästhetika; wegen der bekannten Nebenwirkungen und der möglichen Komplikationen (z. B. Armparese) ist eine chemische Neurolyse hier nur in ausgewählten Fällen möglich. Eventuell kann eine endoskopische Thermoläsion des Sympathikus in Höhe von Th 1/2 erwogen werden.

Indikationen sind tumor-, therapie- und symptombedingte Schmerzen nach Thrombose, Embolien, Durchblutungsstörungen und Ödemen im Bereich von Arm und Kopf, Reflexdystrophiesyndrome mit Hyperhydrosis und Brennschmerz sowie die Zosterneuralgie.

Die **ganglionäre lokale Opioidanalgesie (GLOA)** stellt eine neue Alternative zur Sympathikusblockade mit Lokalanästhetika dar. Die Injektion von 0,03 mg Buprenorphin in den zervikalen Grenzstrang erwies sich bei Patienten mit sympathisch unterhaltenen Schmerzzuständen und postzosterischen Neuralgien als wirksam. In ersten Untersuchungen war die Effektivität im Vergleich zu konventionellen Sympathikusblockaden zumindest gleichwertig.

Der genaue Wirkungsmechanismus konnte bisher jedoch nicht geklärt werden. Wegen des Verzichts auf Lokalanästhetika und der geringen Opioiddosierungen ist kaum mit Nebenwirkungen zu rechnen. Während der guten Verträglichkeit kann auch eine GLOA des Ganglion zervicale superior nach intraoraler Punktion durchgeführt werden. Über eine Opioidapplikation in andere Teile des sympathischen Nervensystems liegen bisher keine Erfahrungen vor.

Plexus-coeliacus-Blockade

Der Plexus coeliacus enthält neben sympathischen Efferenzen auch schmerzleitende Afferenzen. Indikationen stellen somit *viszerale* Schmerzen im Oberbauch bei Tumoren oder Metastasen in Pankreas, Magen, Leber, Colon ascendens oder transversum, Nieren, Gallenwegen und distalem Ösophagus sowie Lymphome des Oberbauches dar.
Prinzipiell kann die Punktion blind, unter Bildwandlerkontrolle, unter sonographischer Steuerung oder unter CT-Kontrolle erfolgen. Die blinde Technik sollte nur vom Erfahrenen und nur zur diagnostischen Blockade mit einem Lokalanästhetikum durchgeführt werden. Die Blockade unter Bildwandlerkontrolle erfordert eine große Erfahrung und birgt besonders bei Oberbauchtumoren wegen der häufig stark veränderten Anatomie Gefahren. In beiden Fällen sollte ein aktuelles CT vorliegen. Die CT-gesteuerte Blockade dagegen ist, speziell in Zusammenarbeit mit einem Radiologen, ein einfaches und sicheres Verfahren. Auf eine diagnostische Blockade kann hierbei verzichtet werden.
Im folgenden sei kurz das technische Vorgehen bei der *CT-gesteuerten Plexus-coeliacus-Blockade* beschrieben. Der Patient wird hierzu in Bauchlage gebracht. Zunächst wird ein Topogramm im Bereich Th 12 bis L 2 erstellt, danach einige grobe Schichten bis zur Lokalisierung des Truncus coeliacus und der A. mesenterica superior gefahren. In diesem Bereich wird nun auf dem Bildschirm ein freier Zugangsweg bis vor oder neben die Aorta konstruiert. Dabei erfolgt die Punktion in der Regel auf der linken Seite, eine

eventuelle Penetration der Aorta bleibt bei der verwendeten dünnen Kanüle ohne Folge. Der ermittelte Zugangsweg wird auf dem Monitor ausgemessen; wichtigster Anhaltspunkt ist hierbei die Distanz von der Mittellinie bis zum Punktionsort sowie vom Punktionsort zum Zielgebiet. Nach Übertragen dieser Werte auf den Patienten bzw. Einstellen der Nadellänge an einer stabilen 15 bis 20 cm langen 21-G-Kanüle mittels Reiter kann nun die Punktion von Haut und Rumpfwand in Exspirationsstellung und Lokalanästhesie erfolgen. Nach Kontrolle der Nadellage unter Verwendung von Kontrastmittel mittels Computertomograph erfolgt zunächst die Injektion von 10 bis 15 ml 1%igem Scandicain, um den Brennschmerz bei der folgenden Alkoholinjektion zu vermeiden. Kurz danach wird dann dieselbe Menge 96%iger Alkohol injiziert. In der Regel wird anschließend die Ausbreitung des Neurolytikums verifiziert; dann wird die Kanüle nach Spülung mit Kochsalzlösung entfernt. Da technisch einfacher und bequemer für den Patienten, wird, insbesondere bei Lagerungsproblemen, der ventrale Zugang unter Verwendung einer Feinnadel zunehmend bevorzugt.

Als Nebenwirkungen werden gelegentlich ein Wärmegefühl im Oberbauchbereich, ein meist nur leicher Blutdruckabfall sowie selten orthostatische Beschwerden beobachtet. Letzteres kann bei den häufig kachektischen Patienten zum Kollaps führen, weshalb nach der Blockade eine 24stündige Bettruhe eingehalten werden sollte. Komplikationen wie intravasale Injektion, Injektion in Gefäßwände, Verletzung großer Gefäße oder Organe sind bei sorgfältiger Anwendung der Technik kaum zu erwarten.

Die Wirkungsdauer der Neurolyse beträgt Wochen bis Monate und ist u. a. von der Progredienz des Tumorleidens abhängig. Solange die anatomischen Verhältnisse dies zulassen, kann die Neurolyse jederzeit wiederholt werden. Allerdings ist die Wirksamkeit der Methode bei einem Tumorbefall somatisch innervierter Körperstrukturen meist nicht mehr ausreichend. Auf die Weiterverordnung von Analgetika kann oft nicht verzichtet werden, wenn auch zunächst Dosisreduktionen möglich sind.

Lumbale Sympathikusblockade

Indikationen hierzu sind viszerale Schmerzen im Becken und Unterbauch bei Karzinomen des Colon descendens und sigmoideus, des Rektums und Anus, des Uterus, der Prostata und der Blase sowie Brennschmerzen der unteren Extremitäten im Gefolge von Reflexdystrophie sowie Ischämie-, Phantom- und Stumpfschmerzen. Gute Indikationen ergeben sich jedoch bei Tumorschmerzen nur selten, da Tumoren in dieser Region nicht nur viszeral innervierte Strukturen infiltrieren.

Der zu blockierende Grenzstrang liegt mit seinen Ganglien im lumbalen Teil an der ventrolateralen Seite der Wirbelsäule innerhalb einer Faszienscheide (zwischen M. psoas und Wirbelkörpern), ventral von ihm liegen Aorta und Vena cava. Prinzipiell kann auch diese Bockade blind sowie unter Bildwandler- oder CT-Kontrolle durchgeführt werden. Bei Durchführung einer Neurolyse sollte grundsätzlich eine radiologische Kontrolle erfolgen. Durch Messung der Oberflächentemperatur (z. B. mittels Thermographie) kann im Vergleich beider Beine der Blockadeeffekt objektiviert werden.

Elektrostimulationsverfahren

Grundlagen der Elektrostimulationstherapie

Drei Varianten der Elektrostimulation werden heute zur Schmerzbehandlung eingesetzt:

- Transkutane elektrische Nervenstimulation (TNS oder TENS)
- Rückenmarks- oder Hinterstrangstimulation (dorsal column stimulation = DCS)
- Hirnstimulation, besonders im Zwischenhirn (deep brain stimulation = DBS)

Die Stimulationsgeräte erzeugen meist Rechteckimpulse von etwa 0,2 ms Dauer, Stromstärke und Frequenz können vom Patienten selbst verändert werden. Die verwendeten Frequenzen liegen hierbei im Bereich zwischen 1 und 200 Hz. Bei einigen Geräten können Programme für die automatische Veränderung der Reizparameter gewählt werden, so z. B. die Verabfolgung der Reizströme in Gruppen (sogenannten trains, burst stimulation).
Als Wirkungsmechanismus der Neurostimulationsverfahren wird eine Hemmung im zentralen Nervensystem angenommen. Je nach Art der Stimulation sollen dabei spinale und/oder supraspinale Hemmsysteme aktiviert werden.

Transkutane elektrische Nervenstimulation (TNS)

Die Reizströme werden hierbei über auf die Haut aufgeklebte Elektroden zugeführt, für deren Plazierung folgende Möglichkeiten bestehen:
- um die schmerzhafte Region, im Verlauf peripherer Nerven oder um muskuläre Triggerpunkte (Regel: Anode proximal, Kathode distal der schmerzhaften Region)
- an dem entsprechenden Areal der anderen Körperseite (kontralaterale Stimulation)
- an Akupunkturpunkten

Entscheidend für die Therapie mit TNS ist eine ausgiebige Suche nach der optimalen Elektrodenplazierung. Dies kann unter Umständen mehrfache Teststimulationen über jeweils 30 Minuten erforderlich machen. Der Patient spürt dabei die elektrischen Reize und kann selbst Intensität und Frequenz bestimmen. Zwei verschiedene Stimulationsmuster werden unterschieden: Stimulation mit „hohen" Frequenzen zwischen 80 und 100 Hz und niedriger Intensität führen zu Kribbelempfindungen. Die analgetische Wirkung dieses Stimulationsmusters beruht wahrscheinlich auf einer Hemmung segmentaler spinaler Mechanismen. Stimulation mit niedrigen Frequenzen (1–10 Hz) und hoher Intensität hat einen akupunkturähnlichen Effekt und aktiviert wahrscheinlich supraspinale Hemmsysteme und endogene Opioide.

Die TNS ist eine praktisch risikofreie Behandlungsmethode. Die einzige Einschränkung betrifft Patienten mit Herzschrittmacher, bei denen die Stimulation nicht in Herznähe durchgeführt werden darf, um Interferenzen mit dem Schrittmacher zu vermeiden. Auf ein sorgfältiges Bestreichen der Elektroden mit Gel ist zu achten, da sonst bei häufiger und/oder langer Stimulation Verbrennungen auftreten können. Heute werden jedoch meist beschichtete Kunststoffelektroden verwendet, die nach 5 bis 7 Tagen ausgetauscht werden.

Indikationen sind vor allem periphere, lokalisierbare Schmerzen, also solche mit Entstehung in oder nahe der Haut sowie im Bewegungssystem. Gute Erfahrungen wurden bei der Behandlung umschriebener Muskel- und Gelenkschmerzen sowie bei Amputationsschmerzen gemacht. Unter diesen Umständen ist die Therapie bei Karzinompatienten zur Behandlung therapiebedingter oder chronischer Schmerzen benigner Genese einsetzbar. Da Tumorschmerzen jedoch meistens ihre Ursache tief im Körperinneren haben und andere Verfahren eine schnellere und bessere Schmerzlinderung ermöglichen, steht aus unserer Sicht die transkutane elektrische Nervenstimulation in der Behandlung von Karzinomschmerzen nicht in vorderster Reihe der Therapiemethoden.

Hinterstrangstimulation (dorsal column stimulation = DCS)

Bei dieser Methode werden die Elektroden im Periduralraum implantiert. Heute wird dazu meistens eine Perkutantechnik verwendet, bei der die Elektroden mit ihren Zuleitungen zwischen den Dornfortsätzen zweier benachbarter Wirbelkörper eingeführt und an die zu stimulierenden Stellen vorgeschoben werden. Die Zuleitungen sind mit einer subkutan implantierten Induktionsspule verbunden. Der Reizstrom wird drahtlos vom Stimulationsgerät über eine Sendespule auf die Empfängerinduktionsspule übermittelt. Bei der DCS werden vorwiegend höhere Frequenzen (50 bis 100 Hz) verwendet; dadurch werden Kribbelempfindungen erzeugt. Um eine optimale Schmerzbeeinflussung zu erzielen, sollten diese Parästhesien den Bereich der Schmerzregionen im Körper überdecken.

Erfahrungsgemäß sprechen nur etwa 50 % der getesteten Patienten auf dieses Stimulationsverfahren an. Gute Indikationen sind z. B. Phantom- und Ischämieschmerzen. Die Methode wird heute nur noch selten bei Karzinomschmerzen eingesetzt, über Erfolge bei Deafferenzierungsschmerzen durch Plexusschäden liegen jedoch Berichte vor.

Hirnstimulation (deep brain stimulation = DBS)

Aus Tierexperimenten ist bekannt, daß die elektrische Stimulation im Mittelhirn, besonders im periaquäduktalen Grau (PAG), sowie im periventrikulären Grau (PVG) eine Analgesie erzeugen kann. Ein Teilmechanismus ist hierbei die durch Stimulation erzeugte absteigende Hemmung der somatosensorischen Informationsverarbeitung im Rückenmark.

Die Elektroden werden über ein Bohrloch im Schädelknochen mit Hilfe eines Stereotaxiegerätes eingesetzt. Am wachen Patienten wird zunächst zur Verifizierung der schmerzreduzierenden Wirkung und zur Überprüfung der Elektrodenposition eine Probestimulation durchgeführt. Danach werden Zuleitungskabel und Empfängerspule subkutan verlegt.

Eine Indikation stellen Gesichtsschmerzen dar, die durch TNS oder DCS nicht erreichbar sind. Wie auch die DCS wird diese Methode bei Tumorschmerzen kaum mehr verwendet. Gründe hierfür sind unter anderem ein rasches Nachlassen der Wirkung, die häufig multiplen Schmerzarten und -lokalisationen beim selben Patienten und die erhöhte Infektionsrate bei verminderter Resistenz.

Destruktive neurochirurgische Verfahren

Insgesamt gesehen haben die destruktiven neurochirurgischen Verfahren in der Behandlung von Tumorschmerzen wegen ihrer relativ hohen Letalität, ihrer hohen Zahl schwerwiegender Komplikationen, großer Varianz des Therapieeffektes sowie der Schmerzhaftigkeit des Eingriffes nur einen geringen Stellenwert. Ausnahmen stellen unter besonderen Umständen die Thermokoagulation des Ganglion Gasseri sowie die perkutane Chordotomie dar.

Thermokoagulation des Ganglion Gasseri

Dieses Verfahren wurde ursprünglich bei Versagen der medikamentösen Therapie zur Behandlung idiopathischer Trigeminusneuralgien eingesetzt. Prinzipiell kann die Methode bei den häufig schwer zu behandelnden tumorbedingten Gesichtsschmerzen indiziert sein, jedoch ist zu bedenken, daß diese häufig im Versorgungsgebiet mehrerer Hirnnerven auftreten und dann aufwendige Operationen erfordern. Deshalb sollten vorher konservative Verfahren ausgeschöpft werden, auch weil der Eingriff für den Patienten häufig unangenehm ist und der Grad der Schmerzlinderung sowie das Anhalten des Effektes sehr variabel sind.

Durch die häufig im Bereich des Zugangsweges vorhandenen infizierten Tumorinfiltrationen ist die Durchführung zusätzlich häufig erschwert und mit einem erhöhten Risiko verbunden.

Perkutane Chordotomie

Bei diesem Eingriff wird der Vorderseitenstrang entweder operativ oder heute vor allem perkutan mit Hilfe einer kleinen Elektrode durch Koagulation unterbrochen. Da über den Vorderseitenstrang ein großer Teil der Schmerzinformation nach Umschaltung im Hinterhorn kontralateral zum Gehirn weitergeleitet wird, führt eine solche Unterbrechung zu einer Analgesie, die etwa 2 bis 3 Segmente unterhalb des Läsionsortes beginnt. Indikationen für das relativ riskante Verfahren (Parästhesien, Paresen, Ateminsuffizienz) sind halbseitige, mittellinienferne, parietale Schmerzen der Extremitäten und des Rumpfes unterhalb des C6-Segmentes, die sich gegenüber anderen Verfahren als therapierefraktär erweisen. Mögliche Komplikationen sind Schlafapnoe (0–5 %), kaum behandelbare Thermdysästhesien (schwere Ausprägung in 1–5 %), Hemiparesen (dauerhaft in 0–3 %) sowie Blasenentleerungsstörungen (1,5–15 %). Ein weiterer Nachteil des Verfahrens ist, daß häufig kurz nach einer erfolgreichen Chordotomie Schmerzen auf der kontralateralen Seite auftreten. Die dadurch eventuell gegebene Indikation zu einer beidseitigen Chordotomie muß sehr streng gestellt werden, da die Letalität des Zweiteingriffs erhöht ist (Apnoerisiko bis 10 %). Zudem sinkt das Analgesieniveau häufig nach kurzer Zeit rapide ab, so daß nur Schmerzlokalisationen an Becken und unterer Extremität sicher erfaßt werden.
Insgesamt gesehen kommen diese und andere neurodestruktive Verfahren durch die Fortschritte in der systemischen und lokalen Pharmakotherapie nur noch in besonderen Einzelfällen zur Anwendung.

Psychotherapeutische Verfahren

Grundlagen

Wie schon an anderer Stelle ausgeführt, beeinflussen zahlreiche psychosoziale Faktoren die individuelle Schmerzempfindung des Tumorpatienten. Neben allgemeinen psychosozialen Hifestellungen können deshalb auch speziellere psychotherapeutische Ansätze zur Reduktion der Schmerzempfindung eingesetzt werden. Hier kommt zum Beispiel der Hypnose ein Platz als ergänzende Maßnahme zu. Vorteile einer solchen Behandlung liegen in einer möglichen Blockierung der Schmerzwahrnehmung mit folgender Reduktion von Depression, Angst und Erschöpfung. Nachteilig sind der relativ geringe Prozentsatz gut hypnotisierbarer Patienten und die erforderliche Konzentrationsfähigkeit, die besonders beim terminalen Patienten oft fehlt. Während in Einzelfällen hervorragende Ergebnisse erzielt werden können, muß beachtet werden, daß der Einsatz einer derartigen Behandlung nicht dazu führen darf, daß wirksamere Methoden hinausgeschoben oder gar vorenthalten werden.
Ähnliches gilt für vergleichbare Methoden wie Biofeedback, progressive Muskelrelaxation, autogenes Training oder Imagery, die ebenfalls als mögliche Ergänzungen einer Tumorschmerzbehandlung anzusehen sind. Die meisten dieser Verfahren sind jedoch gerade bei Tumorpatienten schlecht oder überhaupt nicht evaluiert.

Physiotherapie

Grundlagen

Die Physiotherapie ist auch aus schmerztherapeutischer Sicht Bestandteil einer umfassenden medizinischen Betreuung des Tumorpatienten. Ihre therapeutische, aber auch prophylaktische Wirksamkeit bei bestimmten Schmerzsyndromen wird oft unterschätzt, als alleiniges Verfahren ist sie jedoch meist nicht ausreichend. Da die Lebensspanne der Patienten nicht immer vorhersagbar ist, werden in der Regel kurzfristige Ziele angestrebt. Dabei ist es von erheblicher Bedeutung, den Patienten nicht zu überfordern, sondern sich immer wieder an den ihm verbleibenden Möglichkeiten zu orientieren. So können die Lymphdrainage im Zusammenwirken mit medikamentösen Maßnahmen zu einer Abnahme von Spannungsschmerzen und Schweregefühl in Extremitäten beitragen, passive und aktive Bewegungsübungen sowie Massagen zum Abbau von schmerzhaften Muskelverspannungen führen und Gehübungen die Mobilität des Patienten verbessern. Auch die Applikation von Kälte- oder Wärmepackungen sowie Einreibungen mit mentholhaltigen Salben können bei myofazialen Schmerzen lindern (Gegenirritation). Atem- und Bewegungsübungen können bis in die Finalphase eine wichtige ergänzende Maßnahme darstellen.

B. Symptom-kontrolle

Grundlagen

Der Schmerz wird zwar von Tumorpatienten und Angehörigen am meisten gefürchtet jedoch zeigen Daten verschiedener spezialisierter Einrichtungen (Hospize, Palliativstationen), daß andere Beschwerden bei Tumorpatienten in ähnlicher Häufigkeit vorkommen. Die Schmerztherapie kann also nur ein Element einer umfassenden Symptombehandlung sein.
Die Symptomkontrolle ist der Zweig der onkologischen Therapie, der nicht die Behandlung der Tumorerkrankung selbst, sondern die Linderung oder Beseitigung tumor- oder therapiebedingter Beschwerden zum Ziel hat. Methoden der Symptomkontrolle sollten jedoch sowohl bei der Behandlung unter rein palliativer als auch unter kurativer Absicht genutzt werden. Das Ziel jeder Symptomkontrolle ist dabei die Verbesserung der Lebensqualität des Patienten.
Symptomkontrolle ist interdisziplinäre Therapie und schließt Operation, medikamentöse Behandlung, Strahlentherapie, aber auch psychiatrische und psychotherapeutische Behandlung ein. Folgt man *Maslows* Hierarchie der Bedürfnisse, dann müssen zunächst körperliche Beschwerden erleichtert werden, bevor psychosoziale und spirituelle Probleme erfolgreich zu bearbeiten sind. Die Klärung der zugrundeliegenden Ursache jeden Symptoms ist Voraussetzung einer adäquaten Behandlung. Gerade beim sterbenden Patienten geschieht dies jedoch eher durch sorgfältige Erhebung der Anamnese und körperliche Untersuchung als durch aufwendige Apparatediagnostik. Dies hat aber auch zur Folge, daß in unklaren, dringlichen Fällen ex juvantibus behandelt werden muß. Schreitet die Erkrankung unkontrollierbar fort, verlieren the-

rapeutische Beschränkungen und Kontraindikationen an Bedeutung.

Das Symptom, seine Ursachen und die Behandlungsmöglichkeiten sollten ausführlich mit dem Patienten besprochen werden. Eine Entscheidung über Art und Intensität der Therapie sollte möglichst gemeinsam getroffen werden. Hierbei ist zu beachten, daß Symptomkontrolle neben medizinischer Intervention oft auch Beratung, Gespräch und Therapie durch Veränderung von Lebensgewohnheiten oder Hygienemaßnahmen bedeuten kann.

Im folgenden soll beispielhaft das Vorgehen anhand einiger wichtiger Symptome dargestellt werden. Bezüglich einer vollständigen Darstellung wird auf die vorliegenden Handbücher aus dem englischsprachigen Raum verwiesen, die unter „Weiterführende Literatur" aufgeführt sind (s. S. 170).

Gastrointestinale Symptome

Mundtrockenheit

Dieses häufig sehr quälende und das Allgemeinbefinden wesentlich beeinträchtigende Symptom ist beim Tumorpatienten oft die Folge von Dehydratation. Daneben kommen aber auch Pilzinfektionen (besonders nach Chemo-, Antibiotika- und Steroidtherapie), Mukositis aufgrund von Chemo- oder Strahlentherapie sowie Medikamente (z. B. Psychopharmaka) ursächlich in Betracht. Mangelnde Hygiene oder zerfallende Tumoren können zusätzlich für Patient und Angehörige belästigenden Mundgeruch verursachen.

Allgemeinen Maßnahmen wie Rehydratation, sorgfältiger Mundhygiene, häufigem Mundausspülen [u. U. mit desinfizierenden Lösungen wie Polyvidonjod (Betaisodona®) oder Hexetidin (Hexoral®)], Gabe von Zitronensticks, Eiswürfeln (auch aus Fruchtsäften), Kaugummi, sauren Drops und Getränken kommt bei der Kontrolle dieses Symptoms besondere Bedeutung zu. Daneben kann *künstlicher Speichel* (Glandosane®) eingesetzt werden. Bei medikamentenbedingter Mundtrockenheit muß ggf. ein Wechsel der Medikamente erwogen werden.
Mykosen der Mundschleimhäute müssen *antimykotisch* behandelt werden, wobei eine systemische Therapie [Ketoconazol (Nizoral®) 200 mg/Tag] einer topischen Applikation solcher Substanzen wegen der größeren Annehmlichkeit für den Patienten vorzuziehen ist. Bei intraoralen Schmerzen sind in besonderen Fällen auch Lokalanästhetikalösungen einsetzbar.

Übelkeit und Erbrechen

Nahezu die Hälfte der uns überwiesenen Tumorpatienten leidet bei der Aufnahme unter Übelkeit und Erbrechen. Diese Symptome können gastrointestinal oder zentralnervös bedingt sein. Wichtige Ursachen sind:

- Strahlentherapie
- Medikamente (insbesondere Schmerz- und Chemotherapie)
- Urämie
- Hyperkalzämie
- Intestinale Obstruktion
- Obstipation
- Erhöhter intrakranieller Druck
- Pharyngeale Reizung (z. B. durch Husten)

Vor der Behandlung sollte zunächst versucht werden, die zugrundeliegende Ursache zu klären. Dazu ist eine Differenzierung in tumorbedingte, therapiebedingte und davon unabhängige Störungen vorzunehmen. Zunächst sollte überprüft werden, ob der Patient wirklich erbricht, denn häufig wird auch das Abhusten von Schleim dann als Erbrechen angegeben, wenn es mit reflektorischem Würgen verknüpft ist. Neben der Untersuchung von Abdomen und Rektum sowie der Erhebung eines neurologischen Status (Spiegelung des Augenhintergrunds) sind zunächst auch einige Laboruntersuchungen vorzunehmen (Elektrolyte, Harnstoff, evtl. Digitalisspiegel). Die bisher durchgeführte medikamentöse Therapie ist auf mögliche auslösende Pharmaka zu überprüfen. Die symptomatische Behandlung von Übelkeit und Erbrechen sollte immer erst dann zum Zuge kommen, wenn die auslösende Ursache nicht oder nicht schnell genug behoben werden kann.
Bei *medikamenteninduziertem Erbrechen* sollte immer ein Absetzen des auslösenden Pharmakons erwogen werden. Dies ist bei Opioiden jedoch nur selten notwendig, da mit den *Neuroleptika* aus der Gruppe der Phenothiazine oder Butyrophenone (antidopaminerg) fast immer eine ausreichende Behandlung möglich ist (z. B. Chlorpromazin (Megaphen®) 5–10 mg/8 Std. oder Haloperidol (Haldol®) 0,3–0,5 mg/8–12 Std.). Die durch Opioide und

Anticholinergika bedingte Verzögerung der Magen-Darm-Passage kann effektiv mit *Metoclopramid* (Paspertin® 10 mg/48 Std.) behandelt werden, das neben seiner zentralen antiemetischen Wirkung (Dopaminantagonist) auch zu einer verstärkten Peristaltik im oberen Gastrointestinaltrakt führt. Gelegentlich ist auch die Verabreichung irritierender Pharmaka mit den Mahlzeiten oder als Suppositorien hilfreich.
Bei der *zytostatischen Behandlung* mit Substanzen, die eine starke emetische Potenz aufweisen (Cisplatin, Cyclophosphamid, Adriamycin, Procarbazin, DTIC), hat sich aufgrund des auslösenden Mechanismus (Erregung der Chemorezeptor-Trigger-Zone) die Behandlung mit Neuroleptika bewährt. Bei sehr stark emetisch wirkenden Kombinationen werden Erfolge mit der Gabe von hochdosiertem Metoclopramid, eventuell auch in Kombination mit Methylprednisolon berichtet.
Die externe Kompression des Magens, bedingt durch Metastasenleber, Pankreaskarzinom oder Lymphknotenpakete, kann zu einer *Magenausgangsstenose* führen und dadurch starkes Erbrechen auslösen. Die Symptomatik tritt typischerweise meist am Nachmittag sowie Abend auf und geht mit einer schwallartigen Entleerung einher. Die Behandlungsmöglichkeiten sind nicht sehr zufriedenstellend. Metoclopramid oder Dimenhydrinat können versucht werden. Gelegentlich sind auch Kortikosteroide, vermutlich durch ihre antiödematöse Wirkung (Tumorödem), hilfreich.
Die *pharyngeale Reizung* durch Ulzerationen oder Tumormassen kann durch eine kurze Bestrahlungsserie oder durch Oberflächenanästhesie behandelt werden. Letztere Maßnahme beeinträchtigt jedoch auch den Schluckakt, kann aber gerade bei Patienten mit einer Magensonde gelegentlich nützlich sein. Hustenattacken sollten durch langsam zu steigernde Opioidgaben angegangen werden. *Erhöhter intrakranieller Druck* als Ursache der Symptomatik wird mit Dexamethason und einem Diuretikum angegangen, ein Antiemetikum kann hinzugegeben werden. Die Möglichkeit einer Strahlenbehandlung oder Operation sollte überprüft werden.

Antihistaminika (z. B. Dimenhydrinat 50–100 mg/8 Std.), obwohl mehr oder weniger stark sedierend, sind bei vestibulären Störungen

indiziert. Da sie jedoch auch das Brechzentrum dämpfen, können sie besonders in Kombination mit Neuroleptika nützlich sein.
Anticholinergika wie Scopolamin (0,5 mg s.c. oder i.m./6–8 Std.) sind aufgrund der Nebenwirkungen (insbesondere Sedierung) nur bei moribunden Patienten indiziert.
Selektive 5-HT_3-Rezeptor Antagonisten sind noch neu in der antiemetischen Therapie. Positive Erfahrungen bei Chemo- und Radiotherapie sowie in der postoperativen Phase liegen mit Ondansetron (Zofran®) vor. Die Dosierungen liegen bei 8–32 mg per infusionem (4 mg/8 mg Amp.), wobei Zofran® kompatibel mit herkömmlichen kristallinen Infusionslösungen (z. B. Ringer-Lösung, NaCl 0,9 %, Glukose 5 %) ist, und bei 4–8 mg/12stündl. oral (4 mg/7 mg Filmtabl.).

Die Pharmakotherapie des Erbrechens ist bei prophylaktischer Applikation erfolgreicher. Hierbei ist in der Regel eine orale Behandlung möglich, während zur Therapie der bereits bestehenden Symptomatik häufig die rektale oder parenterale Applikation erforderlich ist, da eine ausreichende Resorption der Antiemetika nicht gewährleistet ist. Die kontinuierliche subkutane Infusion einiger Antiemetika mittels tragbarer Miniperfusoren hat sich gerade bei intestinaler Obstruktion in vielen Hospizeinrichtungen, aber auch bei durch Zytostatika induziertem Erbrechen in onkologischen Abteilungen bewährt.

Weitere Ernährungsprobleme

Ca. 30 % aller Tumorpatienten weisen eine *Kachexie* auf, meist als Ausdruck des gesteigerten Katabolismus, aber auch als Folge anderer Symptome wie Dysphagie, Übelkeit, extremem Proteinverlust durch Ulzeration und Blutung, Malabsorption oder als Therapiefolge. Eine *Behandlung solcher Ursachen* ist anzustreben, während ein Angehen der Kachexie selbst, mittels aggressiver Ernährung über Sonden oder Katheter, umstritten ist und in Hospizen unter Berücksichtigung der Gesamtsituation terminaler Patienten im allgemeinen abgelehnt wird. Richtiger ist es, die therapeutischen Bemühungen auf die *Linderung der physischen Komplikationen* und sozialen Folgen der Kachexie zu lenken. Hier sind beispielhaft Lagerungshilfen, Hilfsmittel zur Fortbewegung des geschwächten Patienten, aber auch neue, passende Kleidung zu erwähnen. Ein routinemäßiges Wiegen des Patienten ist aus verständlichen psychologischen Gründen nicht angebracht.

Dysphagie durch Pharynx- oder Ösophagusobstruktion sowie seltener durch neuromuskuläre Dysfunktion ist eine der möglichen Ursachen von Kachexie. Hier sind zunächst einmal *diätetische* Maßnahmen angezeigt, die insbesondere in Verwendung pürierter Kost bestehen. Ein *Offenhalten des Ösophagus* durch die abschwellende Wirkung von Steroiden, perkutane oder lokale (Afterloading) Bestrahlung, Lasertherapie oder wiederholte Bougierung kann versucht werden. Letztendlich sind *palliativchirurgische Maßnahmen* wie die Einführung eines Endotubus oder die Sondenanlage (perkutane endoskopische Gastrostomie = PEG; Katheterjejunostomie) zu erwägen, falls dies im Interesse des Patienten ist. Scheiden auch diese Maßnahmen aus, ist die Anlage eines zentralvenösen Katheters (Hickman- oder Broviac-Katheter) zur parenteralen Ernährung möglich. Entsprechende Nährlösungen werden von verschiedenen Firmen angeboten, die teilweise auch über speziell geschulte Pflegekräfte zum Anlernen von Patienten und Angehörigen oder zur Hilfestellung in der häuslichen Situation verfügen.

Appetitlosigkeit ist beim schwerkranken Tumorpatienten häufig ein Ausdruck des Verlustes von Lebenswillen oder von Interesse an Nahrungsaufnahme. Häufig ist auch ein Eingehen auf die Ängste der Angehörigen entscheidender Teil der Therapie. Durch eine Art Ritualisierung sollte die *Nahrungsaufnahme attraktiv* gestaltet werden. Hierzu eignen sich z. B. das Angebot eines Aperitivs als Appetitanregung vor dem Essen, ein angezogener Patient in veränderter Umgebung (Eßzimmer), richtiges Geschirr usw. Das Anbieten von Lieblingsspeisen sowie häufigen kleinen Mahlzeiten ist ebenfalls wichtig. Eine medikamentöse Appetitstimulation kann durch die Gabe von Kortikosteroiden versucht werden [Dexamethason (Fortecortin®) 2–4 mg/Tag]. Die euphorisierenden und roborierenden Nebenwirkungen sind gerade bei dieser Indikation erwünscht. Megestrolacetat (Megestat®), ein Progesteronabkömmling und synthetisches Gestagen zur Therapie endokrinabhängiger Tumoren, wird neuerdings aufgrund seiner anabolen Wirkungen auch zur Behandlung der Tumorkachexie empfohlen. In Abhängigkeit von der Dosierung (160–480 mg/Tag) soll es bei 50–75 % der Patienten zu einer Gewichtszunahme, bei > 80 % zu einer Appetitzunahme kommen. Diese Wirkungen wurden nicht nur bei hormonabhängigen, sondern bei einer Vielzahl von Malignomen beobachtet. Für die Kachexiebehandlung wird in der Regel eine Dosis von 160 mg/Tag empfohlen, bei der nur selten Nebenwirkungen beobachtet wurden. Der Kostenfaktor einer derartigen Behandlung darf allerdings nicht außer Acht gelassen werden.

Beim schwerkranken Patienten kann *Dehydratation* das Befinden verbessern, da es zu weniger Urinproduktion, Bronchialsekretion und Magensaftbildung kommt; dazu muß bedacht werden, daß eine i.v.-Rehydratation ein invasives Behandlungskonzept darstellt. Das heißt, daß die meisten Patienten in einer solchen Situation keine Infusionen benötigen, da sie bereits so schwer krank sind, daß sie davon nicht mehr profitieren. Ausnahmen stellen Patienten mit Schluckstörungen aufgrund neurologischer Ausfälle oder lokaler Tumoren im Gesichts-Hals-Bereich bei noch relativ langer Lebenserwartung dar. Hier sind Maßnahmen wie etwa Ernährungssonden angezeigt, um dem Patienten die letzten Lebensmonate zu erleichtern.

Singultus

Häufige Ursache eines Singultus beim Tumorpatienten ist die Zwerchfellirritation durch Magenausgangsstenose oder Lebermetastasen. Weitere mögliche Ursachen dieses oft sehr quälenden Symptoms sind Phrenikusirritation, intrakranielle Tumoren oder Toxine bei Urämie.

Als wichtige Behandlungsmaßnahme gilt die Magenentlastung durch Magensonde oder eine entsprechende Pharmakotherapie. Hierzu sind entschäumende Medikamente wie Dimethylpolysiloxan (Lefax®, 80 mg nach den Mahlzeiten) oder entleerungsfördernde Substanzen wie Metoclopramid (Paspertin® 10 mg/ 8 Std.) geeignet. Tumorbedingte Phrenikus- oder Zwerchfellirritationen können mit Kortikosteroiden wie Dexamethason (Fortecortin® 8–12 mg/Tag) behandelt werden. Antikonvulsiva wie Carbamazepin (Tegretal® 200–400 mg/Tag) können bei zentralnervöser Ursache versucht werden.
Eine symptomatische Kontrolle ist manchmal durch physikalische Maßnahmen wie Rachenstimulation (kalte Flüssigkeit, hochprozentige Alkoholika oder CO_2-Retention durch Luftanhalten bzw. Rückatmung in einen Plastikbeutel) möglich. Oft sind jedoch letztendlich Neuroleptika wie Chlorpromazin (Megaphen® 25–50 mg/ Tag) erforderlich, um einen Erfolg zu erzielen.

Obstipation

Die Obstipation gehört zu den häufigsten Symptomen bei terminal kranken Tumorpatienten und kann physisch und psychisch sehr belastend sein. Wichtige Ursachen sind Immobilisierung, reduzierte oft faserarme Ernährung, Exsikkose und allgemeine Schwäche. Zusätzlich können Pharmaka (z. B. Opioide, Neuroleptika, trizyklische Antidepressiva) oder Stoffwechselstörungen (z. B. Hyperkalzämie, Hypokaliämie) die Darmmotilität beeinträchtigen. Weniger häufig sind Darmobstruktionen durch stenosierende Tumoren oder Kompressison von außen. Als Folge der Obstipation können sich weitere Symptome wie impaktierter Stuhl im Enddarm, rektale Blutung, Völlegefühl, Meteorismus, Inappetenz, evtl. auch Übelkeit, Erbrechen und abdominelle Schmerzen einstellen. Vor der Einleitung einer Behandlung sind die individuelle Stuhlgangsfrequenz und eine Laxanzienanamnese zu erheben. Hierbei ist zu beachten, daß 5–7 Defäkationen pro Woche als normal anzusehen sind. *Allgemeine Maßnahmen,* wie der Ausgleich von Flüssigkeits- und Elektrolythaushalt und eine möglichst weitgehende Mobilisierung des Patienten, spielen bei der Behandlung der Obstipation eine entscheidende Rolle.

Der Einsatz von *Laxanzien,* der besonders bei Patienten unter Opioidtherapie sehr häufig notwendig ist, sollte bei gegebener Indikation prophylaktisch erfolgen, da die Behandlung einer einmal eingetretenen Obstipation aufwendiger und für den Patienten belastender ist. Dies kann ebenso als Grundregel für die gesamte Symptomkontrolle gelten wie eine individuell angepaßte Dosierung der Medikation.

Folgende Laxanzien können beim terminalen Tumorpatienten eingesetzt werden:

- *Gleitmittel:* Paraffinöl (z. B. Salus), Bisacodyl (z. B. Agaroletten®)
- *Salinische Abführmittel:* Natriumpicosulfat (Laxoberal®)
- *Fermentative Mittel:* Lactulose (z. B. Bifiteral®)
- *Stimulierende Abführmittel:* Bisacodyl (z. B. Dulcolax®), Natriumpicosulfat (Laxoberal®), Phenolphtalein (Darmol®), Sennoside (Agiolax®)
- *Einläufe:* Salinisch (z. B. Mikroklist®, Practo-Clyss®), Na-Docusat-Sorbit (Klyxenema), Glycerin

Reine Quellmittel wie Methylcellulose sind beim terminalen Tumorpatienten meist ungeeignet, da sie in ihrer Wirksamkeit von einer adäquaten Flüssigkeitsaufnahme und Mobilität des Patienten abhängig sind und sonst die Gefahr einer Darmobstruktion besteht.

Ein systematisches Vorgehen bei der Verordnung von Laxanzien ist angezeigt, ein Stufenplan hat sich bewährt. Hierbei werden zunächst milde Laxanzien (fermentative Mittel, Gleitmittel) verordnet und erst in einer zweiten Stufe, bei unzureichender Wirkung, stimulierende Substanzen verwendet. Die meisten Patienten benötigen schließlich eine Laxanzienkombination. Einläufe stellen die intensivste Therapiestufe dar. Die Mitarbeit des Patienten bei der Erstellung eines individuell optimalen Therapieplanes zur Vermeidung eines Pendelns zwischen Obstipation und Diarrhöe ist von erheblicher Bedeutung.

Sind *Darmobstruktionen* vorhanden, müssen diese in der Regel durch operative Eingriffe beseitigt werden. Gelegentlich kann eine Lasertherapie vor allem im rektosigmoidalen Abschnitt eine Alternative sein, besonders im finalen Stadium der Erkrankung. Bei einer *Impaktierung von Fäzes,* die meistens im Rektum oder Colon descendens auftritt, aber auch zurück zum Zökum stattfinden kann, führt die unvollständige Entleerung zur Anhäufung von Fäzes. Flüssigkeit wird entzogen, solange Kontakt zur Darmmukosa besteht; der Stuhl dickt ein und wird hart. Schließlich wird das Stuhlvolumen so groß, daß ein Passieren des Analsphinkters unmöglich wird.

Symptome einer Impaktierung sind: vollständiges Sistieren des Stuhlganges, häufiges Absetzen kleinvolumiger, wäßriger Stühle (partielle Obstruktion) oder rektaler Ausfluß. Die Untersuchung von Rektum und Abdomen sichert die Verdachtsdiagnose. Auf die Röntgendiagnostik mit Barium sollte in diesem Falle möglichst verzichtet werden.

Bei noch weichem Stuhlinhalt sind Bisacodyl-Suppositorien indiziert. Bei hartem Stuhl wird zunächst mit einem hohen Glycerineinlauf begonnen. Erst danach erfolgt die vorsichtige manuelle Ausräumung, der u. U. eine Prämedikation vorausgehen sollte. Weiterhin stehen Klistiere mit Gleitmitteln, Salze und Phosphat zur Verfügung. Nach Beseitigung der Impaktierung schließen sich prophylaktische Maßnahmen an, die ein Wiederauftreten verhindern sollen.

Diarrhöe

Diarrhöe beim Tumorpatienten kann häufig Zeichen des Überlaufs einer Darmimpaktierung sein. Daneben können aber auch infektiöse oder radiogene Enteritis, Hyperkalzämie, Malabsorption, Tumorinfiltration des Darmes und nicht zuletzt Nervosität eine Diarrhöe bedingen.

Wie bei anderen Symptomen auch sollten spezifische Ursachen zunächst spezifisch therapiert werden (Antibiotika, Enzyme, ggf. Anxiolytika). Kortikoidhaltige Einläufe haben sich in der

Behandlung von Durchfällen bewährt, die auf einen Tumorbefall des Rektums zurückzuführen sind; solche Einläufe sind auch zur Reduktion des rektalen Ausflusses nach Kolostomieanlage geeignet. Zur symptomatischen Behandlung werden in leichteren Fällen Anticholinergika wie Loperamid (Imodium®, 2–4 mg/Tag) empfohlen, das die Darmperistaltik durch Interaktion mit intramuralen Ganglien hemmt. In schweren Fällen muß die obstipierende Wirkung der Opioide (z. B. Opiumtinktur) genutzt werden.

Aszites

Malignome der Brust, des Ovars, Kolons, Pankreas oder Bronchialsystems und deren Metastasen haben häufig Aszites zur Folge. Hierdurch können Dyspnoe und abdominelle Schmerzen resultieren, wobei letztere durch eine Dehnung der Bauchwand bedingt sind.

Eine Therapie sollte nur bei symptomatischem Aszites eingeleitet werden. Medikamentös kann *Spironolacton* (Aldactone® 200 mg/Tag) versucht werden. Eine Punktion ist als Maßnahme der Symptomkontrolle wegen des raschen Nachlaufens des Ergusses umstritten; da sie jedoch Erleichterung verschaffen kann, wird sie häufig, am besten in Form langsamen Ablassens (5 l in 8–12 Std.) über einen Peritonealdialysekatheter, dennoch durchgeführt. Die Instillation von Zytostatika oder Radionukleiden sollte im Einzelfall geprüft werden.

Respiratorische Symptome

Dyspnoe

Dyspnoe ist die subjektive Empfindung von Atemnot, die gewöhnlich mit den objektiven Zeichen der Tachypnoe und Hyperpnoe einhergeht. Sie ist ein häufiges und sehr belastendes Symptom bei terminal Tumorkranken. Die Inzidenz in der Terminalphase wird mit 30–48 % angegeben, bei Bronchialkarzinomen soll sie sogar rund 70 % betragen.
Das Atemzentrum im Hirnstamm reagiert auf neurale und chemische Signale durch eine Veränderung der Atemarbeit. Eine Steigerung des Atemantriebs bewirken:
- Angst
- Wachheit
- Hypoxie
- Hyperkapnie
- Saurer Blut-pH
- Reizung oder Dehnung von Lungenrezeptoren

Der dyspnoische Patient erhöht den Energieverbrauch beim Versuch, den Gasaustausch zu verbessern, und verstärkt dadurch das Gefühl der Atemnot. Als besonders bedrohlich empfindet der Patient Anfälle von Atemnot, die sich durch die damit verbundene Angst im Sinne eines Teufelskreises weiter verstärken. Der Patient befürchtet zu ersticken. Mögliche Ursachen der Dyspnoe eines Tumorpatienten sind:
- Schmerzen
- Pleuraerguß

– Tumorinfiltration von Lungengewebe oder Thorax
– Obstruktion der Atemwege (Lymphknoten, intraluminal)
– Lymphangiosis carcinomatosa
– Massiver Aszites
– Lähmung von Interkostalnerven oder des N. phrenicus
– Strahlenfibrose
– Anämie
– Lungenembolie
– Pneumonie

Metabolische Störungen wie Urämie und diabetische Ketoazidose oder erhöhter Hirndruck verursachen zwar Veränderungen des Atemmusters, jedoch keine Dyspnoe.
Jede neu aufgetretene Atemnot muß abgeklärt werden. Die Minimaldiagnostik schließt einfache und wenig belastende Untersuchungen wie Röntgen-Thorax und kleines Blutbild ein. Aufwendigere Diagnostik ist nur bei therapeutischer Relevanz indiziert. Die Behandlung spezifischer Ursachen der Dyspnoe (Bronchospastik – Broncholytikum, Herzinsuffizienz – Glykosid) kann aus einer solchen Diagnostik resultieren.
Die *Erstickungsangst* ist unter den Patienten mit Atemnot und deren Angehörigen sehr verbreitet, sie wird jedoch nicht immer ausgesprochen. Hier gilt es, diese Angst durch *beruhigende Erklärungen* zu nehmen sowie der veränderten Belastbarkeit durch z. B. Bettruhe oder Hilfe bei der Hausarbeit Rechnung zu tragen. Wenn der Zustand des Patienten es erlaubt, können *Entspannungsverfahren* und *Hypnose* hilfreich sein. *Allgemeine Maßnahmen* wie frische, kühle Luft (offenes Fenster, Ventilator), Atemtraining oder kalte Umschläge auf Stirn und Wangen sollten in ihrer Wirksamkeit nicht unterschätzt werden.
Durch *Bestrahlung* kann die Größe von Lungentumoren oder Lymphknotenmetastasen des Mediastinums verringert werden und dadurch eine Besserung von Atemnot, Hämoptysis und Stridor eintreten. Um die Zeit zum Anschlagen der Bestrahlung zu überbrücken und die Verschlechterung der Symptomatik durch das reaktive Ödem zu verhindern, sollte begleitend Dexamethason (Fortecortin® 8 mg/Tag) verordnet werden.

Bei endotrachealen oder endobronchialen Tumoren kann die *bronchoskopische Laserbehandlung* eine schnelle Besserung der Atemnot bewirken. Die Erfolgsrate ist bei der konkurrierenden Strahlenbehandlung (65 %) deutlich niedriger als bei der Lasertherapie (80–90 %) und hat zudem die Nachteile eines verzögerten Wirkungseintrittes und einer wochenlangen Behandlung.
Die *Punktion von Pleuraergüssen* oder massivem *Aszites* kann zu einer deutlichen Besserung der Atemnot führen. Dennoch wird sie selten durchgeführt, da Ergüsse nicht sehr häufig zu Atemnot führen und oftmals schon nach wenigen Tagen wieder nachgelaufen sind. Selbst die Instillation von Radionukliden oder Chemotherapeutika verhindert dies nur selten. Gerade die Thorakozentese ist jedoch für den terminalen Patienten häufig sehr belastend.
Dexamethason (Fortecortin® 8 mg/Tag) kann das Tumorödem bei Malignomen der Lunge und des Mediastinums reduzieren und dadurch die Kompression von Trachea und Bronchien verringern. Weitere Indikationen bei Dyspnoe sind Bronchospasmus und Lymphangiosis carcinomatosa.
Opioide werden bei terminalen Tumorpatienten mit Dyspnoe häufig aus Angst vor Atemdepression gemieden, dabei weisen sie gerade in dieser Situation folgende günstige Eigenschaften auf:
- Reduktion der Sensitivität des Atemzentrums auf Hypoxie und Hyperkapnie
- Anxiolyse
- Sedierung
- Analgesie

Durch die angstlösenden und beruhigenden Eigenschaften der Substanz wird die mit der Atemnot verknüpfte Unruhe beseitigt und dadurch auch der Energie- und Sauerstoffbedarf gesenkt. Einige Patienten verbessern sich dabei soweit, daß sogar ihre Mobilität wieder zunimmt. Die im Durchschnitt benötigten Morphindosierungen liegen in der Regel niedriger als in der Schmerztherapie und bewegen sich zwischen 2,5 und 10 mg/4 Std. Da *Morphin* in der Behandlung der Atemnot sehr wirksam ist, sollte es als eines der ersten Medikamente eingesetzt werden.

Diazepam (z. B. Valium® Roche 3 x 2mg/Tag) kann die Atemnot durch seine anxiolytischen und muskelentspannenden Eigenschaften reduzieren. Bei akuter Dyspnoe ist die langsame intravenöse Applikation von 2–10 mg (Titration) indiziert. *Phenothiazine* wie Triflupromazin (Psyquil® 30–100 mg/Tag) wirken ebenfalls anxiolytisch und sind besonders in Kombination mit Morphin in dieser Situation geeignet.
Scopolamin (0,5 mg s.c. oder i.m./48 Std.) wird besonders in der Finalphase verwendet und hat folgende Wirkungen:
– Sekretionshemmung exokriner Drüsen
– Relaxierung glatter Muskulatur
– Sedierung

Beim finalen Patienten, der aus Schwäche nicht mehr ausreichend abhusten kann, wird rasch Bronchialsekret retiniert. Dies kann zu lauten *Rasselgeräuschen* („death rattle“) führen, die bei Angehörigen häufig den Eindruck erwecken, der Kranke würde ersticken. Hier kann durch die sekretionshemmende Wirkung oftmals eine belastende endotracheale Bronchialtoilette vermieden werden. In seltenen Fällen treten als Nebenwirkungen des Scopolamins, besonders bei älteren Patienten, Verwirrtheit und Unruhe auf. Die Kombination mit Morphin ist günstig und verhindert die durch Scopolamin bedingte Unruhe.
Häufig und kontrovers wird die Frage diskutiert, ob die Pneumonie beim terminalen Tumorpatienten behandelt werden soll. Hierbei muß die Entscheidung zwischen antibiotischer und symptomatischer Behandlung fallen. Bei Patienten mit deutlich reduzierter Atemkapazität, die nicht mehr ausreichend abhusten können, bettlägerig oder abwehrgeschwächt sind, werden *Antibiotika* wahrscheinlich nicht mehr helfen. Besteht bereits aufgrund der Tumorerkrankung eine schwere Dyspnoe, kann die antibiotische Behandlung der Pneumonie die Situation nicht wesentlich verbessern. Dennoch gilt es auch die Wünsche des Patienten bei der Entscheidung zu berücksichtigen. Nicht selten benötigen Patient und Angehörige noch Zeit, um persönliche und geschäftliche Angelegenheiten zu regeln. In diesen Fällen kann die Entscheidung zugunsten einer antibiotischen Therapie ausfallen.

Sauerstoff wird von vielen dyspnoischen Patienten verwendet, meist eher aus Angst vor dem Erstickungstod denn wegen eines wirklichen Nutzens, da sein Effekt in der Dauerbehandlung fragwürdig ist. Die bislang dargestellten Maßnahmen sind in jedem Fall wirkungsvoller.
Viele Patienten mit fortgeschrittener Tumorerkrankung weisen eine Anämie auf, die jedoch nur bei starker Ausprägung zu ernsten Symptomen führen kann. Eine meist leichtere Dyspnoe kann eines dieser Symptome sein. *Bluttransfusionen* verbessern die Situation jedoch nur selten und sollten deshalb nur dann erwogen werden, wenn es darum geht, bestimmte Ziele, wie etwa das Eintreffen eines anreisenden Angehörigen, zu erreichen.
Ist die Dyspnoe durch eine Reizung pulmonaler Dehnungsrezeptoren wie etwa bei der Lymphangiosis carcinomatosa bedingt, soll *ultraschallvernebeltes Bupivacain* hilfreich sein. Eine 0,25%ige Lösung wird mit einer Maximaldosis von 30 ml/24 Std. vernebelt. Dabei entstehen kleinste Partikel, die in die Alveolen vordringen können.

Husten

Lungenkarzinome oder -metastasen können durch mechanische Reizung der Scheimhaut des Bronchialsystems einen quälenden Husten generieren. Daneben spielt bei den meist abwehrgeschwächten Tumorpatienten die Infektion als Ursache des Hustens eine entscheidende Rolle.
Ein produktiver Husten beim noch kräftigen Patienten sollte in typischer Weise durch Luftanfeuchtung, Hydratation des Patienten, Physiotherapie, Gabe von Mukolytika und ggf. Bronchodilatation und Antibiose behandelt werden. Beim schwachen, sterbenden Patienten, bei dem die Erhaltung von Wohlbefinden wichtigstes Therapieziel ist, werden im Gegenteil Antitussiva und Sekretionshemmer eingesetzt (s. Dyspnoe, S. 119).

Neuropsychiatrische Symptome

Schlafstörung

Viele terminal kranke Tumorpatienten leiden unter Schlaflosigkeit. Bei der Beurteilung solcher Schlafstörungen sind zahlreiche Faktoren zu beachten, insbesondere auch der individuell sehr verschiedene Schlafbedarf. Zusätzlich ist zu bedenken, daß Schlafen während des Tages (langer Mittagsschlaf, Sedativaeinnahme, Langeweile) den Nachtschlaf verkürzt. Auch ein verändertes Schlafmuster bei alten Menschen oder ehemaligen Schichtarbeitern kann als Schlafstörung empfunden werden. Gelegentlich ist die Schlaflosigkeit des Kranken sogar mehr ein Problem der Angehörigen.

Physische Ursachen wie Schmerz, Dyspnoe, Pruritus, Myoklonus oder Schwitzen sowie psychische Ursachen, wie Angst, Depression und die Sorge, im Schlaf zu sterben, spielen als Ursache von Schlafstörungen eine erhebliche Rolle. Schließlich muß betont werden, daß auch Pharmaka wie Kortikosteroide, Sympathomimetika, Koffein und Diuretika sowie Schlafmittelentzug ursächlich sein können.
Behandlungsansätze sind *zunächst nichtmedikamentös* und umfassen Gespräch und Erklärung, Beseitigung physischer Symptome und nächtlicher Störung durch Licht oder Lärm sowie, wenn möglich, Steigerung der Tagesaktivität. Entspannungsverfahren, sanfte Musik oder ein heißes oder alkoholisches Getränk vor dem Schlafengehen sowie eine Erhöhung der Opioiddosis zur Einschlafzeit sind weitere Möglichkeiten.

Bei jeder *medikamentösen Behandlung* muß eine Abwägung zwischen erwünschten Wirkungen und unerwünschten Nebenwirkungen (morgendlicher Überhang, Müdigkeit tagsüber) erfolgen. Barbiturate werden wegen ihrer zahlreichen Arzneimittelinteraktionen nicht verwendet. Es ergeben sich folgende Therapiemöglichkeiten:

1. *Kurz wirksame Benzodiazepine* bei Einschlafstörungen:
- Temazepam (Planum®) 10–40 mg
- Oxazepam (Adumbran®) 30–60 mg
- Lormetazepam (Noctamid®) 0,5–2 mg

Alternativen sind:
- Chloralhydrat (Chloraldurat®) bei alten Patienten: 0,25–1 g
- Diazepam (z. B. Valium® Roche) bei gleichzeitig erwünschter Anxiolyse tagsüber: 5–15 mg

2. *Dämpfende Antidepressiva* bei bestehender Depression:
- Amitriptylin (z. B. Saroten®) 10–100 mg
- Mianserin (Tolvin®) 10–90 mg

3. *Sedierende Phenothiazine* in schwierigen Fällen
- Thioridazin (Melleril®) 30–90 mg (antidepressive Wirkung)
- Promethazin (Atosil®) 25–75 mg
- Levomepromazin (Neurocil®) 25–75 mg (antidepressive Wirkung)

Angst

Angst beim Tumorpatienten ist häufig die Folge von Schmerz oder anderen Symptomen. Im Sinne eines Circulus vitiosus wird Angst wiederum die Intensität einiger Symptome (z. B. Schmerz, Dyspnoe) steigern.
Falls trotz *Behebung* solcher *Symptome* unkontrollierbare Angst weiterbesteht und dieser auch durch *intensive Gespräche* und *massive psychosoziale Hilfestellung* nicht begegnet werden kann, kön-

nen bevorzugt *Phenothiazine* in niedriger Dosierung [Levomepromazin (Neurocil®) 10–25 mg/8 Std.] oder Benzodiazepine [Diazepam (z. B. Valium® Roche) 5–10 mg/12 Std.] auch als ergänzende Maßnahme eingesetzt werden.

Depression

Eine reaktive Depression ist eine angemessene psychische Reaktion auf fortschreitende Krankheit und drohenden Tod. Ihre Behandlung erfordert Zeit. Zeit, die ein Mensch einfach benötigt, um mit den psychischen, emotionalen und auch spirituellen Problemen der neuen Situation fertig zu werden. Hierzu sind zunächst weniger Medikamente, sondern zuvorderst Gespräche, soziale Kontakte und Verständnis erforderlich.
Nur ein kleinster Prozentsatz von Patienten mit tiefer, weiterbestehender Verzweiflung und Symptomen wie Schlaflosigkeit, Anorexie und emotionaler Labilität wird vom Einsatz *trizyklischer Antidepressiva* profitieren. Amitriptylin ist hierbei das Medikament der ersten Wahl; als Abendmedikation gegeben, kann die sedative Wirkkomponente zusätzlich ausgenutzt werden. Eine Anfangsdosis von 25 mg/Tag kann langsam auf 75–150 mg gesteigert werden, nur bei agitierter Depression ist eine Tagesmedikation sinnvoll. Imipramin (25–150 mg zur Nacht) wirkt weniger sedierend.

Verwirrtheit

Die Ursachen für dieses Symptom sind vielfältig. Neben Medikamenten (Psychopharmaka, Opioide, Steroide) spielen besonders Stoffwechselstörungen (Urämie, Hypoglykämie, Hyperkalzämie, Hyperkapnie), intrakranielle Tumoren und zerebrovaskuläre Probleme eine Rolle. Unter prädisponierenden Bedingungen können aber auch eine veränderte Umgebung oder ungewohnte Umwelteinflüsse zur Auslösung eines Verwirrtheitszustandes genügen. Die *Behandlung von metabolischen Ursachen* sowie ggf. ein *Medikamentenwechsel* oder *die*

Verordnung einer antiödematösen Therapie bei vermuteter intrazerebraler Metastasierung sind als kausale Therapieverfahren beim verwirrten Patienten zu erwägen. Daneben kommt *allgemeinen Maßnahmen* wie gut lesbaren Uhren und Kalendern, aufmerksamem Personal, Nachtbeleuchtung und dem Kontakt mit vertrauten Objekten, Personen und Stimmen besondere Bedeutung zu. Immer sollte der Patient wie ein verstehender Erwachsener behandelt werden; Ereignisse und Tätigkeiten sollten ausführlich erklärt werden. Im Falle einer agitierten, aggressiven Verwirrtheit kann Diazepam (z. B. Valium® Roche 5–10 mg/12–24 Std.) oder Haloperidol (Haldol®-Janssen 1,5–10 mg/12–24 Std.) versucht werden.

Urologische Symptome

Harninkontinenz

Harninkontinenz führt zu starken psychologischem Streß des Patienten und seiner Umgebung. Die Ursachen sind vielfältig und umfassen starke Diurese (z. B. durch Hyperkalzämie, Diabetes), Infektionen des Urogenitaltraktes und neurologische Störungen. Bei spezifischen Ursachen ist zunächst eine *kausale Therapie* angezeigt. *Symptomatische Maßnahmen* umfassen Blasenentleerung nach Zeitplan, räumliche Nähe zur Toilette und im Falle von Bettlägerigkeit rasche Verfügbarkeit geeigneter Hilfsmittel.
Medikamentös können NSA wie Flurbiprofen (Froben® 50–100 mg/12 Std.) versucht werden, da die Hemmung der Prostaglandinsynthese zu einer Schwächung des Detrusormuskels führt. Ähnliche Wirkungen und eine Stärkung des Sphinktermuskels können durch *Anticholinergika* [z. B. trizyklische Antidepressiva wie Imipramin (Tofranil®) 30–50 mg/Tag] oder *Sympathomimetika* [z. B. Terbutalin (Bricanyl®) 5 mg/12 Std.] erzielt werden. Auch Phenothiazine können aufgrund ihrer anticholinergen Nebenwirkungen eingesetzt werden, besonders wenn eine zusätzliche Anxiolyse gewünscht wird [Chlorpromazin (Megaphen®) 25 mg/8–12 Std.].
Die auf diese Weise nicht beherrschbare Harninkontinenz muß schließlich, nicht zuletzt aus pflegerischen Gründen, mittels *Blasen- oder besser suprapubischen Katheters* versorgt werden. Das bei Männern oft eingesetzte Urinal ist häufig nicht als ganztägige Versorgung akzeptabel und hat insbesondere bei nächtlicher Inkontinenz seinen Platz.

Harnretention

Harnretention ist nicht nur aufgrund des resultierenden abdominellen Schmerzes unangenehm, sondern beinhaltet auch das Risiko von Harnwegsinfekt und Nierenversagen. Ihre Ursache liegt zum Teil in einer Harnwegsverlegung durch den Tumor selbst, zum Teil in Störungen der Blaseninnervation durch Nervenkompression. Daneben spielt die medikamentös bedingte Harnretention bei Einsatz von Morphin (in seltenen Fällen) und Substanzen mit anticholinergen Nebenwirkungen wie Antidepressiva, Neuroleptika und Antihistaminika eine nicht unerhebliche Rolle. Auch die Möglichkeit nicht tumor- oder therapiebedingter Ursachen wie Prostatahyperplasie sollten bedacht werden.

Medikamentös können in Analogie zur Harninkontinenz *Cholinergika* [Carbachol (Doryl®) 20 mg/8 Std.] oder als 2. Wahl *Cholinesterasehemmer* [Pyridostigmin (Mestinon®) 60 mg/8 Std.] eingesetzt werden. Auch hier ist oft zur letztendlichen Versorgung ein Blasenkatheter oder ein suprapubischer Katheter erforderlich.

Blasenspasmen

Irritationen der Blasenwand durch Infektion, Katheter, Tumor oder Bestrahlung können ebenso wie Angst und Nervosität äußerst unangenehme Kontraktionen auslösen. Spezifische Behandlungsmaßnahmen umfassen Antibiotika, Katheterwechsel und Blasenspülung. Medikamente zur Senkung der Detrusorsensivität wie Phenazopyridin (Pyridium® 100–200 mg/12 Std.) können eingesetzt werden. Bei Versagen dieser Behandlung sind anticholinergisch wirkende Substanzen indiziert, wobei sich besonders Amitriptylin (Saroten® 25–50 mg nocte) bewährt hat.

Urinverfärbung

Hauptursachen einer Urinverfärbung sind Medikamente. So ruft etwa Adriamycin eine rote und Phenazopyridin eine orange

Verfärbung hervor. Da Patienten eine veränderte Urinfarbe oft als Zeichen einer Krankheitsverschlechterung ansehen, müssen sie über die Ursachen und die Harmlosigkeit dieses Symptoms aufgeklärt werden.

Dermatologische Symptome

Pruritus

Juckreiz ist nicht nur ein psychisch quälendes Symptom, das zu Unruhe, Schlaflosigkeit und Angstgefühlen führt, sondern hat auch Hautexkoriation und Sekundärinfektion zur Folge.

Beim terminalen Tumorpatienten sind metabolische Ursachen wie Hyperbilirubinämie und Urämie häufig. Daneben spielen Allergien, systemische Medikamentenwirkungen und tumoröse Infiltration der Haut (Lymphome) eine Rolle. Angst, aber auch trockene Haut oder Wärme können symptomverstärkend sein.

Neben der Elimination von Noxen kommt allgemeinen Maßnahmen wie Hautpflege (Öl, steroidhaltige Cremes, keine Seifenverwendung), kurzgeschnittenen Fingernägeln, Vermeidung von Überhitzung und Schwitzen eine entscheidende Rolle zu.

Medikamentöse Maßnahmen sind dagegen meist von untergeordneter Bedeutung. *Antihistaminika* werden zwar als wirksam beschrieben [Pheniramin (Avil®) 0,05 mg/8 Std. oder Clemastin (Tavegil®) 1 mg/8 Std.], haben jedoch sedierende Nebenwirkungen. Gleiches gilt für das antihistaminerge *Phenothiazin* Promethazin (Atosil® 25 mg/8 Std.). Neuere H_2-Rezeptorblocker wie Astemizol (Hismanal® 1 x 10 mg/Tag) sollen weniger sedierend wirken. Der kombinierte *Histamin-/Serotoninantagonist* Cyproheptadin (Periactinol® 4 mg/8–12 Std.) kann versucht werden, wenn andere Antihistaminika versagen. Ein kurzfristiger Einsatz von Steroiden [Dexamethason (Fortecortin®) 24 mg/Tag] ist eventuell hilfreich. Bei Hyperbilirubinämie wird Methyltestosteron (Ultandren® 5 mg/Tag) empfohlen; das theoretisch wirksame Austauschharz Cholestyramin ist nicht zuverlässig und unangenehm einzunehmen.

Exulzerierende Tumoren

Die Ulzeration der Haut durch ein Malignom mit folgender Superinfektion verursacht eine starke und belästigende Geruchsentwicklung. Folgen können soziale Isolation des Patienten, Nausea und Anorexie sein.

Zur Verhinderung der Exulzeration sollten, wenn möglich, *tumorspezifische Therapien* wie Chemo- oder Radiotherapie eingesetzt werden. Besteht eine unbehandelbare Ulzeration, so muß durch *lokale Antisepsis* [Wasserstoffperoxid 3%ig, Polyvidonjod (Betaisodona®)] eine Superinfektion verhindert bzw. kontrolliert werden. Bewährt hat sich auch der systemische Einsatz von Metronidazol (Clont® initial 500–1000 mg/Tag p. inf. oder Flagyl® 3 x 400 mg/Tag oral) und Chloramphenicol (Paraxin® pro Inj. 1–2 g/Tag oder Paraxin® 500 Kps. 4 x 1/Tag). Eine Raumdesodorierung ist kaum erfolgreich, wird jedoch oft versucht.

Bestehen kapilläre Blutungen auf dem Ulkusgrund fort, so kann eine Vasokonstriktion durch in Adrenalin 1:1000 (Suprarenin®) getränkten Verbandmull versucht werden.

Dekubitus

Da die Abheilung von Dekubitalgeschwüren bei Patienten mit konsumierenden Erkrankungen, schlechter Ernährungssituation und Immobilität nur schwer zu erzielen ist, kommt der Prävention vorrangige Bedeutung zu. Dies gilt um so mehr, da Tumorpatienten darüber hinaus noch eine Fülle von begünstigenden Faktoren wie Anämie, schlechte periphere Durchblutung, neurologische Ausfälle, hohes Alter, Inkontinenz und Infektion aufweisen können.

Somit ist der Lagerung des Patienten (Matratzenauswahl, Wasserbett, Lammfell, häufiger Lagewechsel) ebensoviel Beachtung zu schenken wie einer sorgfältigen Hautpflege, wobei insbesondere feuchte Haut zu vermeiden ist. Bettfesseln und Bettgitter sind daher auch wegen der Gefahr einer Begünstigung von Druckstellen abzulehnen. Sind erst einmal oberflächliche, meist feuchte Läsionen entstanden, so besteht die Therapie hauptsächlich in einer sofortigen Druckentlastung und regelmäßigem Trockenhalten (z. B. durch Fönen). Tiefe Läsionen erfordern neben der Druckentlastung ein häufiges Wechseln steriler Verbände unter Verwendung desinfizierender Salben wie *Polyvidonjod* (Betaisodona®). Gute Erfolge auf feuchten, tief liegenden Läsionen können auch mit granulationsfördernden Substanzen wie *Dextranomer* (Debrisorb®) erzielt werden. Immer muß jedoch mit einer langsamen Abheilung gerechnet werden. Von der Verwendung topischer Antibiotika ist wegen möglicher Resistenz- und Allergieentwicklung dringend abzuraten.

In schweren Fällen muß auch ein chirurgisches Debridement erwogen werden; hier sollte jedoch immer eine sorgfältige Nutzen-Risiko-Abwägung, auch unter Beachtung der Lebenserwartung, vorausgehen.

Sonstige Symptome

Allgemeine Schwäche

Hier handelt es sich um ein häufiges Symptom; insbesondere nach erfolgreicher Schmerztherapie wird sich der Patient seiner Schwäche mehr bewußt. Zu beachten sind psychologische Ursachen der Schwäche wie das Gefühl von Hilflosigkeit, Abhängigkeit, drohendem Tod; hier besteht häufig kaum ein Zusammenhang zu meßbarer Kraft. Somatische Ursachen umfassen Anämie, Dehydratation, Anorexie, Hypokaliämie und Hyperkalzämie. Neben der kausalen Therapie stellt eine der Situation angepaßte *Physiotherapie* eines der besten Verfahren dar, dem Gefühl der Schwäche zu begegnen.
Medikamentös kann die anabole Wirkung von *Steroiden* genutzt werden. Umstritten ist die Ausnutzung des antikatabolen Effektes von *Androgenen* [Fluoxymesteron (Ultandren®) 5 mg/12 Std.] oder der nichtspezifischen stimulierenden Wirkung von Methylphenidat (Ritalin® 10 mg mane).

Hyperkalzämie

Die Hyperkalzämie ist bei Tumorpatienten eine häufige Ursache neurologischer und psychiatrischer Probleme und tritt besonders in Zusammenhang mit multiplen Metastasen von Bronchial- und Mammakarzinomen auf. Folgen umfassen Müdigkeit, Schwäche, Durst, Obstipation, Ileus, Übelkeit, Erbrechen, Verwirrtheit und schließlich Koma.

Die Therapie leichter Formen besteht in gesteigerter *Flüssigkeitszufuhr* (mehr als 3 l/24 Std.) und forcierter Diurese. Die Gabe von *Kortikoiden* [Dexamethason (Fortecortin®) 4 mg/Tag] ist umstritten. Ebenfalls eingesetzt wird *Calzitonin* (Karil® 100 IU/Tag s.c.). Mittlerweile gelten jedoch Diphosphonate wie Clodronat (Ostac®) als Medikamente der ersten Wahl. Die Therapie wird mit 300 mg/Tag als Infusion über mindestens 2 Stunden für maximal 10 Tage begonnen. Danach kann entweder auf orale Medikation (1600–3200 mg/Tag) umgestellt werden oder die i.-v.-Infusionen in 3- bis 4wöchigen Abständen wiederholt werden.
In schweren Fällen sollte eine intensive Therapie nur eingeleitet werden, wenn es sich nicht um die Komplikation eines präfinalen Krankheitsverlaufes handelt. Diese intensive Therapie beinhaltet 25 µg *Mithramycin*/kg KG als langsame Infusion, 4–6 l physiologische *Kochsalzlösung* als Infusion, 100 mg Prednison/12 Std. sowie forcierte Diurese mittels *Furosemid* (Lasix®).

Anhang

Anhang 1: Verschreibung von Betäubungsmitteln

Die Verordnung von hochpotenten Opioiden ist durch die Betäubungsmittel-Verschreibungsverordnung **(BtMVV)** geregelt. Folgende in der Tumorschmerztherapie gebräuchliche niederpotente Opioide unterliegen ihr nicht und können somit auf normalen Rezepten verschrieben werden:
- Dextropropoxyphen
- Dihydrocodein
- Tilidin-Naloxon
- Tramadol.

Die aktuelle Fassung der BtMVV (Bekanntmachung zur BTMVV vom 23.6.1995) erlaubt eine Schmerztherapie mit Opioiden, ohne daß der Arzt in seiner Therapiefreiheit durch die gesetzlichen Bestimmungen zu sehr eingeengt wird. Es ist möglich, für alle Patienten ausreichend große Opioidmengen zu verschreiben. Das Anfordern der erforderlichen Rezeptformulare und das Aneignen der Grundkenntnisse der BtMVV können jedem Arzt zugemutet werden. Ratgeber über die BtMVV werden von verschiedenen Firmen (z. B. Fa. Grünenthal, Fa. Mundipharma) zur Verfügung gestellt.

1. Verschreibung von Betäubungsmitteln im ambulanten Bereich

Betäubunsmittelrezepte

Zur Verschreibung von hochpotenten Opioiden sind Betäubungsmittelrezepte (BtM-Rezepte) notwendig. Diese kann jeder Arzt *schriftlich oder per Fax, formlos und kostenlos* von der Bundesopiumstelle anfordern. Bei Erstbezug von Betäubungsmittelrezepten ist eine beglaubigte Kopie der Approbationsurkunde einzureichen.

Bundesopiumstelle
Bundesinstitut für Arzneimittel und Medizinprodukte
Genthiner Str. 38
10785 Berlin
Fax 030/4548-5210

Die seit 1.7.95 gültigen BtM-Rezepte entsprechen in Farbe, Größe und Aufbau den üblichen Kassenrezepten; sie können mit EDV-gespeicherten Patientendaten bedruckt werden und sind maschinell lesbar.
Die BtM-Rezepte sind dreiteilig, durchnumeriert und mit einer arztindividuellen BtM-Nummer versehen.
BtM-Rezepte sind vor dem Zugriff Unberechtigter zu schützen.
Teil III (das mittlere Blatt) muß vom Arzt 3 Jahre aufbewahrt werden.
Teil I und II werden dem Patienten mitgegeben, wobei der Apotheker Teil I 3 Jahre aufbewahren muß.
Von als fehlerhaft aussortierten BtM-Rezepten müssen alle 3 Blätter 3 Jahre aufgehoben werden.
Ein Verlust von BtM-Rezepten muß der Bundesopiumstelle unverzüglich gemeldet werden.

Höchstmengen pro Rezept

Ein Arzt darf für einen in seiner Behandlung stehenden Patienten an einem Tag auf einem BtM-Rezept Opioide verschreiben.

Auf *einem BtM-Rezept* darf prinzipiell nur *ein* Wirkstoff verordnet werden. Eine Kombination verschiedener Darreichungsformen des selben Opioids ist möglich. Im Rahmen eines *besonderen Therapiekonzeptes* dürfen jedoch ohne bürokratischen Mehraufwand *zwei* hochpotente Opioide bis zu ihrer jeweiligen Höchstmenge gleichzeitig *auf einem Rezept* verordnet werden.

Auf *einem BtM-Rezept* darf maximal der Bedarf von *30 Tagen* verordnet werden.

Auf *einem BtM-Rezept* darf maximal die im folgenden genannte *Höchstmenge* verordnet werden:

Buprenorphin	150 mg
Fentanyl	120 mg
Levomethadon	1500 mg
Morphin	20000 mg

Die verordnete *Tagesdosis* darf nicht mehr als ein *Zehntel dieser Höchstmenge* betragen.

Ein Arzt darf für seinen Praxisbedarf auf einem BtM-Rezept Opioide bis zur Menge seines durchschnittlichen Zweiwochenbedarfs, mindestens jedoch die kleinste Packungseinheit, verschreiben. Die Vorratshaltung soll den jeweiligen Monatsbedarf nicht überschreiten. Über den Verbleib und Bestand der Betäubungsmittel sind fortlaufend Aufzeichnungen auf Karteikarten nach amtlichem Formblatt zu führen.

Abweichungen von den Höchstmengen und/oder des Zeitraumes von 30 Tagen im begründeten Einzelfall

In *begründeten Einzelfällen* darf der Arzt für einen Patienten, der in seiner *Dauerbehandlung* steht, von folgenden Vorschriften abweichen:

- Maximale Verschreibungsdauer von 30 Tagen pro Rezept
- Höchstmenge pro Rezept
- Maximale Tagesdosis

Bei Abweichungen von den Höchstmengen und/oder der Verschreibungsdauer muß auf dem Rezept der *Zusatz „A" in einem Kreis* vermerkt werden. Alle Abweichungen müssen *innerhalb von 3 Tagen der zuständigen Landesbehörde gemeldet* werden. Die zuständigen Behörden sind in Abhängigkeit vom Bundesland u. a. das Gesundheitsministerium, die Senatsverwaltung für Gesundheit, das Landesgesundheitsamt, das Kreisgesundheitsamt, der Regierungspräsident oder eine gesonderte Behörde.

Ausfüllen des BtM-Rezeptes

Die neuen, querformatigen EDV-geeigneten BtM-Rezepte haben den Vorteil, daß die Versichertendaten mit dem Drucker aufgetragen werden können. Außerdem dürfen das Ausstellungsdatum, das „A“ bei Abweichungen, die Daten des verschreibenden Arztes und der Zusatz „Praxisbedarf“ maschinell oder handschriftlich (durch Arzt oder Personal) erfolgen. *Unbedingt durch die Handschrift des verschreibenden Arztes* müssen dagegen das verordnete Medikament, die Gebrauchsanweisung, ggf. der Vermerk „in Vertretung“ und die Unterschrift erfolgen.
Im Vertretungsfall sollte das Rezept mit dem Kassenarztstempel des Praxisinhabers versehen werden. Gleichzeitig sollten Name, Berufsbezeichnung, Adresse und Telefonnummer des Vertreters ergänzt werden.
Die Angaben des verschreibenden Arztes können auch per Stempel eingetragen werden. Stempel müssen auf allen Durchschlägen gesetzt werden. Bei Gemeinschaftspraxen ist der verordnende Arzt zu kennzeichnen.

Das Rezept gilt nur *7 Tage*, gerechnet ab dem Ausstellungsdatum.

Notwendige Angaben:

Maschinell, per Stempel oder vom Arzt oder Personal handschriftlich	Unbedingt vom Arzt handschriftlich
1. Krankenkasse, Versichertenstatus, Name, Vorname, Geburtsdatum und Anschrift des Patienten	
2. Ausstellungsdatum	
	3. Arzneimittelbezeichnung Stückzahl (in Worten wiederholt) Darreichungsform BtM-Gehalt je Darreichungsform (mg oder g)
	4. Gebrauchsanweisung mit Einzel- und Tagesangabe oder der Vermerk „*Gem*(äß) *schriftl*(icher) *Anw*(eisung)“
5. Das „A“ in einem Kreis bei Überschreiten der Höchstmengen und/oder des Verschreibungszeitraumes	
6. Name, Berufsbezeichnung, Anschrift und Telefonnummer des verschreibenden Arztes	
	7. Evtl. Zusatz „In Vertretung“
	8. Unterschrift

Verordnungsbeispiele

1. Verschreibung von Morphin unter Einhaltung der Höchstmengen und des Verschreibungszeitraumes (Abb. 8):

In diesem Beispiel wird Morphin in retardierter Darreichungsform verschrieben. Die verordnete Morphinmenge beträgt 5400 mg, die Tagesdosis 180 mg und die Verschreibungsdauer 30 Tage; die Höchstmengen pro Rezept werden also nicht überschritten. Obwohl BtM-Rezepte eigentlich den Betäubungsmitteln vorbehalten sind, ist es gestattet, wichtige Begleitmedikamente (z. B. Laxanzien) auf dem gleichen Rezept zu verordnen. Hierdurch wird nicht nur der bürokratische Aufwand reduziert, sondern auch auf den Zusammenhang zwischen der Verordnung von Laxanzien und Opioiden hingewiesen. Dies ist wichtig, da die normalerweise nicht erstattungsfähigen Laxanzien in Kombination mit Opioiden von den Krankenkassen erstattet werden.

Abb. 8 Ambulante BtM-Verordnung: Verordnungsbeispiel 1

M-long 60
90 (neunzig) Retardkapseln à 60 mg 8stdl. 1 Kps.

Bifiteral Sirup 500 ml
1 x tgl. 15 ml

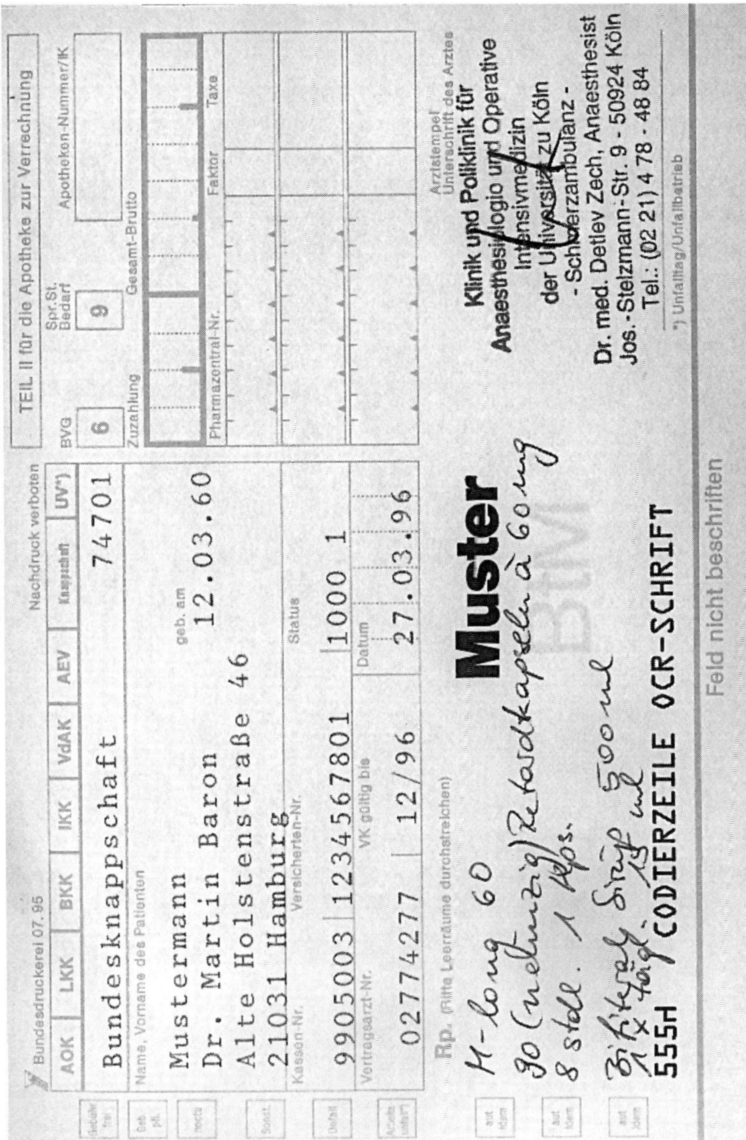

Bundesdruckerei 07.95 — Nachdruck verboten

AOK | LKK | BKK | IKK | VdAK | AEV | Knappschaft | UV*)

Bundesknappschaft 74701

Name, Vorname des Patienten — geb. am

Mustermann
Dr. Martin Baron 12.03.60
Alte Holstenstraße 46
21031 Hamburg

Kassen-Nr.	Versicherten-Nr.	Status
9905003	1234567801	1000 1

Vertragsarzt-Nr.	VK gültig bis	Datum
02774277	12/96	27.03.96

Rp. (Bitte Leerräume durchstreichen)

M-long 60
30 (dreißig) Retardkapseln à 60 mg
8 stdl. 1 Kps.
Bitteral Sirup 500 ml
1x tägl. 15 ml

Muster

555H CODIERZEILE OCR-SCHRIFT

TEIL II für die Apotheke zur Verrechnung

BVG 6 — Spr.St. Bedarf 9 — Apotheken-Nummer/IK

Zuzahlung — Gesamt-Brutto

Pharmazentral-Nr. — Faktor — Taxe

Arztstempel
Unterschrift des Arztes

Klinik und Poliklinik für
Anaesthesiologie und Operative
Intensivmedizin
der Universität zu Köln
- Schmerzambulanz -
Dr. med. Detlev Zech, Anaesthesist
Jos.-Stelzmann-Str. 9 - 50924 Köln
Tel.: (02 21) 4 78 - 48 84

*) Unfalltag/Unfallbetrieb

Feld nicht beschriften

Abb. 8

2. Verschreibung einer Kombination mehrerer Darreichungsformen von Morphin unter Einhaltung der Höchstmengen und des Verschreibungszeitraumes (Abb. 9):

In diesem Beispiel wird Morphin in verschiedenen Darreichungsformen verschrieben. Da dem Patienten eine schriftliche Gebrauchsanweisung mitgegeben wird, reicht der Zusatz „Gem. schrftl. Anw.“ aus. Nach Gebrauchsanweisung soll der Patient alle 8 Stunden je eine Kapsel M-long 30 und eine Kapsel M-long 10 einnehmen. Die Verschreibungsdauer liegt unter einer Woche; dies ist bei der initialen Dosistitration und bei instabilen Schmerzsyndromen sinnvoll. Die verordnete Morphinmenge beträgt 1200 mg. Die Tagesdosis der Dauermedikation beträgt 120 mg; bei zusätzlicher Einnahme von Sevredol wird die Tagesdosis ansteigen, aber nicht auf über 2000 mg. Die Höchstmengen pro Rezept werden also nicht überschritten.

Abb. 9 Ambulante BtM-Verordnung: Verordnungsbeispiel 2

{ M-long 30
20 (zwanzig) Retardkapseln à 30 mg
Gem. schrftl. Anw.

M-long 10
20 (zwanzig) Retardkapseln à 10 mg
Gem. schrftl. Anw.

Sevredol 20
20 (zwanzig) Tabletten à 20 mg
Gem. schrftl. Anw. }

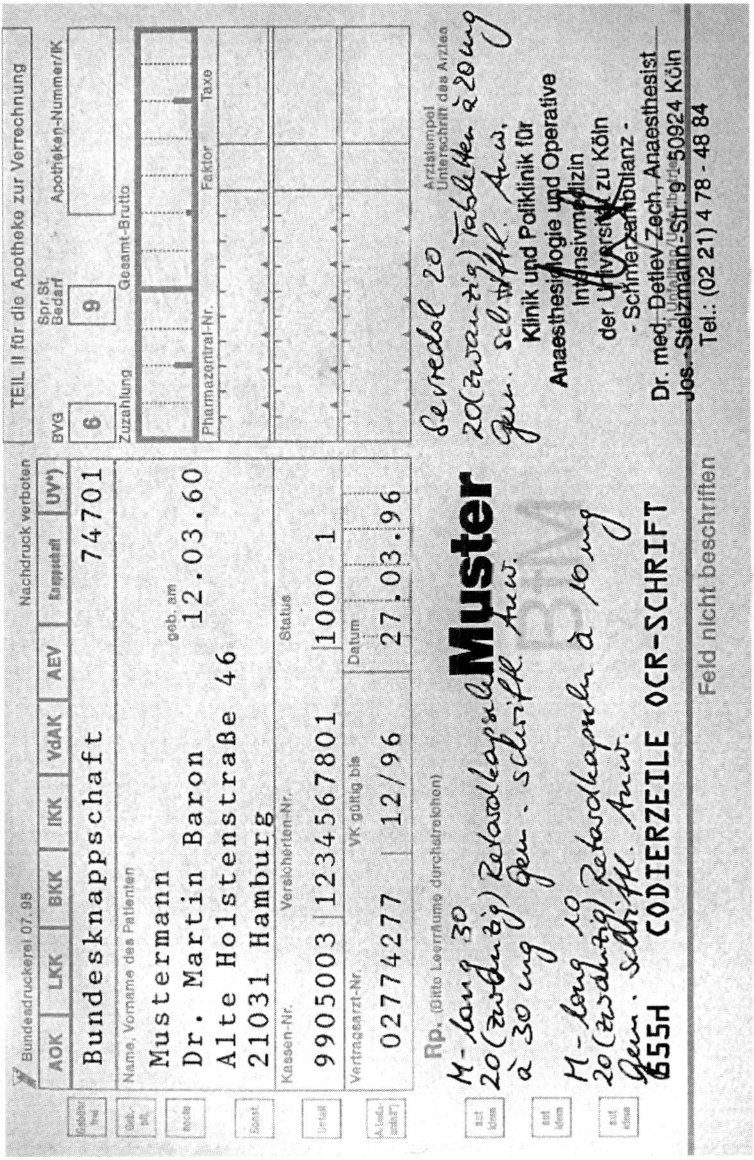

Gebühr frei | geb.-pfl. | noctu | Sonst. | Unfall | Arbeits-unfall

AOK | LKK | BKK | IKK | VdAK | AEV | Knappschaft | UV*)

Bundesdruckerei 07.95 Nachdruck verboten

Bundesknappschaft 74701

Name, Vorname des Patienten geb. am

Mustermann

Dr. Martin Baron 12.03.60

Alte Holstenstraße 46

21031 Hamburg

Kassen-Nr. Versicherten-Nr. Status

9905003 1234567801 1000 1

Vertragsarzt-Nr. VK gültig bis Datum

027774277 12/96 27.03.96

TEIL II für die Apotheke zur Verrechnung

BVG 6 Spr.St. Bedarf 9 Apotheken-Nummer/IK

Zuzahlung Gesamt-Brutto

Pharmazentral-Nr. Faktor Taxe

Rp. (Bitte Leerräume durchstreichen)

aut idem

M-long 30

20 (zwanzig) Retardkapseln à 30 mg

Gem. schriftl. Anw.

aut idem

M-long 10

20 (zwanzig) Retardkapseln à 10 mg

Gem. schriftl. Anw.

aut idem

Sevredol 20

20 (zwanzig) Tabletten à 20 mg

Gem. schriftl. Anw.

Muster

Arztstempel Unterschrift des Arztes

Klinik und Poliklinik für Anaesthesiologie und Operative Intensivmedizin der Universität zu Köln - Schmerzambulanz -

Dr. med. Detlev Zech, Anaesthesist

Jos.-Stelzmann-Str. 9 50924 Köln

Tel.: (02 21) 4 78 - 48 84

655H CODIERZEILE OCR-SCHRIFT

Feld nicht beschriften

Abb. 9

3. Verschreibung von Morphin in zwei Darreichungsformen bei Überschreitung der Höchstmengen und des Verschreibungszeitraumes in einem begründeten Einzelfall (Abb. 10):

In diesem Beispiel werden 25000 mg Morphin verschrieben. Da der Patient laut Einnahmeanweisung 3 x tgl. 2 Kapseln M-long 100 einnehmen soll, reicht die Verschreibung für 35 Tage. Sowohl die Höchstmenge als auch der Verschreibungszeitraum werden also überschritten, weshalb das Rezept mit einem „A" in einem Kreis gekennzeichnet und die zuständige Landesbehörde informiert werden muß.
Zur Behandlung von Schmerzattacken wird eine wäßrige 2 % Morphinlösung (20 mg/ml) verschrieben, von der laut Einnahmeanweisung bei Schmerzen 3–5 ml eingenommen werden können.

Abb. 10 Ambulante BtM-Verordnung: Verordnungsbeispiel 3

(A)
M-long 100
210 (zweihundertzehn) Retardkapseln à 100 mg
Gem. schrftl. Anw.

Morphin hydrochlorid 4,0 (vier,null)
Aqua dest. ad 200,0
Gem. schrftl. Anw.

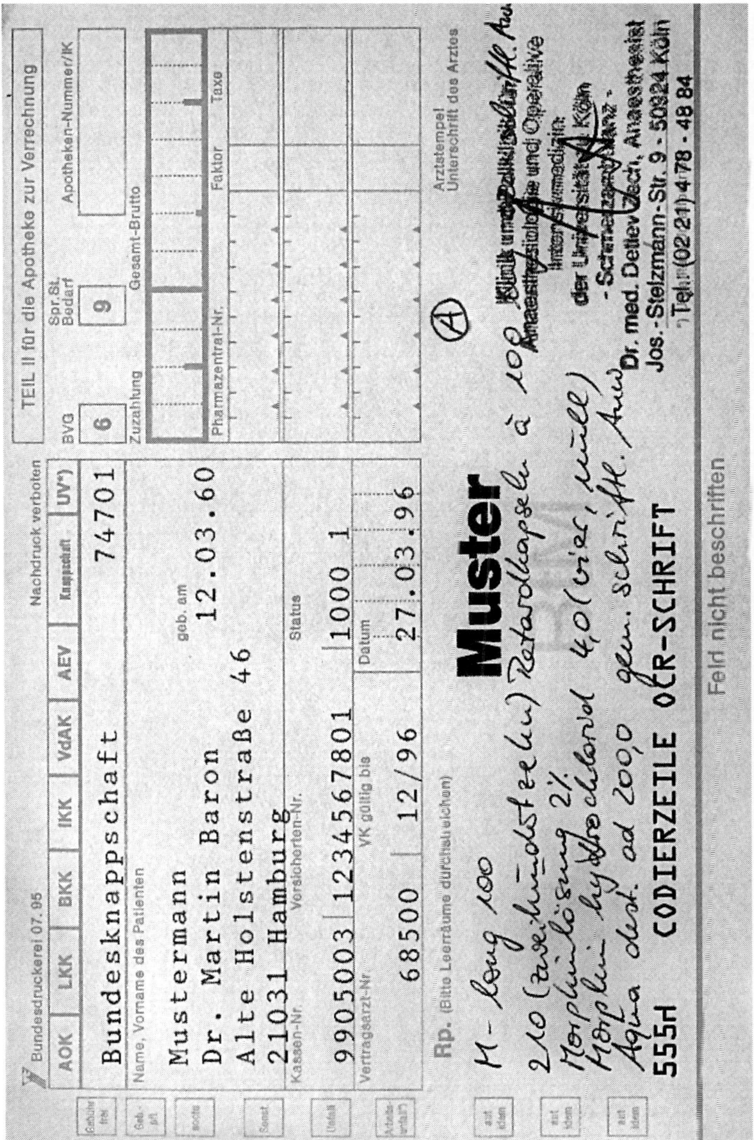

Bundesdruckerei 07.95 Nachdruck verboten

AOK | LKK | BKK | IKK | VdAK | AEV | Knappschaft | UV*)

Gebühr frei | Geb.-pfl. | noctu | Sonst. | Unfall | Arbeitsunfall

Bundesknappschaft 74701

Name, Vorname des Patienten geb. am

Mustermann
Dr. Martin Baron 12.03.60
Alte Holstenstraße 46
21031 Hamburg

Kassen-Nr. Versicherten-Nr. Status

9905003 1234567801 1000 1

Vertragsarzt-Nr. VK gültig bis Datum

68500 12/96 27.03.96

Rp. (Bitte Leerräume durchstreichen)

Muster

M - long 100
210 (zweihundertzehn) Retardkapseln à 100
Morphinlösung 2%
Morphin hydrochlorid 4,0 (vier, null)
Aqua dest. ad 200,0
gem. schriftl. Anw.

aut idem | aut idem | aut idem

555H CODIERZEILE OCR-SCHRIFT

TEIL II für die Apotheke zur Verrechnung

BVG 6 | Spr.St. Bedarf 9 | Apotheken-Nummer/IK

Zuzahlung | Gesamt-Brutto

Pharmazentral-Nr. | Faktor | Taxe

Arztstempel
Unterschrift des Arztes

Klinik und Poliklinik für Anaesthesiologie und Operative Intensivmedizin der Universität zu Köln
- Schmerzambulanz -
Dr. med. Detlev Zech, Anaesthesist
Jos.-Stelzmann-Str. 9 - 50924 Köln
Tel.: (02 21) 4 78 - 48 84

Feld nicht beschriften

Abb. 10

4. Verschreibung zweier Opioide (Morphin und Fentanyl) im Rahmen eines besonderen Therapiekonzeptes (Abb. 11):

In diesem Beispiel wird transdermales Fentanyl verschrieben. Die Membranpflaster werden alle drei Tage gewechselt. Die verordnete Fentanylmenge beträgt 25 mg, die Tagesdosis 1,2 mg und die Verschreibungsdauer 15 Tage; die Höchstmengen pro Rezept werden also nicht überschritten. Transdermales Fentanyl muß zur Behandlung von Schmerzspitzen immer mit einem Opioid mit schnellem Wirkungseintritt kombiniert werden (besonderes Therapiekonzept). Bei Patienten, die nicht schlucken können, eignet sich hierfür Morphin zur subkutanen Injektion.

Abb. 11 Ambulante BtM-Verordnung: Verordnungsbeispiel 4

[Durogesic 50 µg/Std.
5 (fünf) Membranpflaster à 5 mg
Gem. schrftl. Anw.

MSI 10 Mundipharma
10 (zehn Ampullen à 10 mg
Gem. schrftl. Anw.]

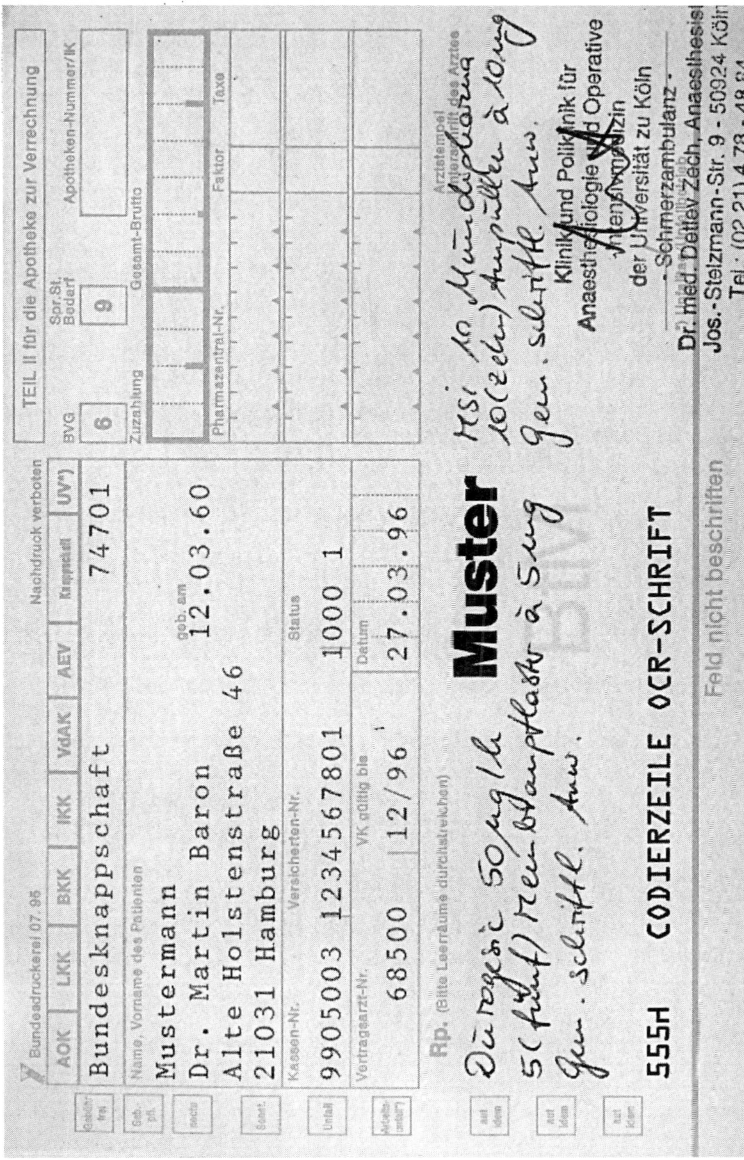
Bundesdruckerei 07.95 Nachdruck verboten

Gebühr frei | Geb.-pfl. | noctu | Sonst. | Unfall | Arbeitsunfall

AOK LKK BKK IKK VdAK AEV Knappschaft UV*)

Bundesknappschaft 74701

Name, Vorname des Patienten geb. am

Mustermann

Dr. Martin Baron 12.03.60

Alte Holstenstraße 46

21031 Hamburg

Kassen-Nr. Versicherten-Nr. Status

9905003 1234567801 1000 1

Vertragsarzt-Nr. VK gültig bis Datum

68500 12/96 27.03.96

Rp. (Bitte Leerräume durchstreichen)

aut idem

Durogesic 50 µg/h
5 (fünf) Membranpflaster à 5 mg
gem. schriftl. Anw.

MSI 10 Mundipharma
10 (zehn) Ampullen à 10 mg
gem. schriftl. Anw.

Muster

TEIL II für die Apotheke zur Verrechnung

BVG 6 Spr.St. Bedarf 9 Apotheken-Nummer/IK

Zuzahlung Gesamt-Brutto

Pharmazentral-Nr. Faktor Taxe

Arztstempel Unterschrift des Arztes

Klinik und Poliklinik für Anaesthesiologie und Operative Intensivmedizin der Universität zu Köln

- Schmerzambulanz -

Dr. med. Detlev Zech, Anaesthesist

Jos.-Stelzmann-Str. 9 - 50924 Köln

Tel.: (02 21) 4 78 - 48 84

555H CODIERZEILE OCR-SCHRIFT

Feld nicht beschriften

Abb. 11

5. Verschreibung für den Praxisbedarf (Abb. 12):

In diesem Beispiel werden für den Praxisbedarf 20 Morphin-Retardkapseln, 5 Morphinsuppositorien und 5 Morphinampullen (zum Auffüllen von Pumpen) verschrieben.

Abb. 12 Ambulante BtM-Verordnung für die Praxis: Verordnungsbeispiel 5

{ PRAXISBEDARF

M-long 30
20 (zwanzig) Retardkapseln à 30 mg

MSR 20 Mundipharma
6 (sechs) Suppositorien à 20 mg

MSI 200 Mundipharma
5 (fünf) Ampullen à 200 mg }

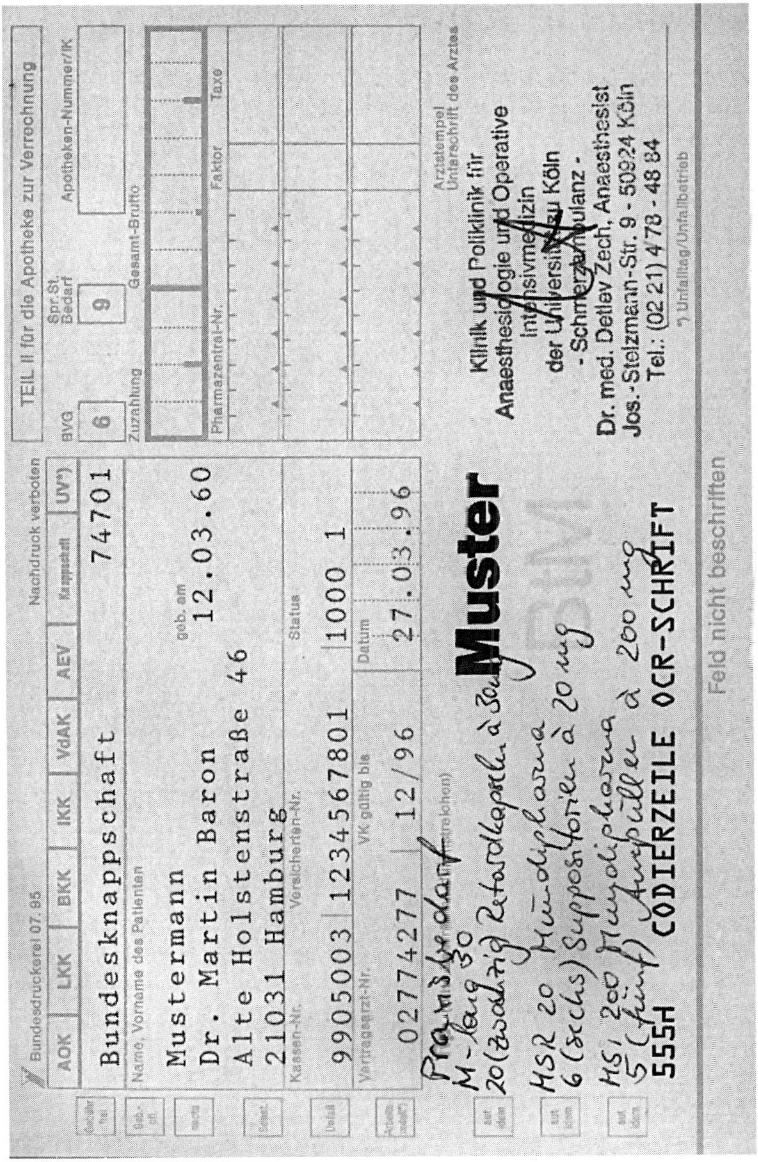
Bundesdruckerei 07.95
Nachdruck verboten
AOK LKK BKK IKK VdAK AEV Knappschaft UV*)
Gebühr frei
Geb.-pfl.
noctu
Sonst.
Unfall
Arbeitsunfall*)
Bundesknappschaft 74701
Name, Vorname des Patienten
geb. am
Mustermann
Dr. Martin Baron 12.03.60
Alte Holstenstraße 46
21031 Hamburg
Kassen-Nr. Versicherten-Nr. Status
9905003 1234567801 1000 1
Vertragsarzt-Nr. VK gültig bis Datum
0277427 7 12/96 27.03.96
aut idem
aut idem
aut idem
Praxisbedarf
M-long 30
20 (zwanzig) Retardkapseln à 30 mg
MSR 20 Mundipharma
6 (sechs) Suppositorien à 20 mg
MSI 200 Mundipharma
5 (fünf) Ampullen à 200 mg
Muster
555H CODIERZEILE OCR-SCHRIFT
Feld nicht beschriften
TEIL II für die Apotheke zur Verrechnung
BVG 6
Spr.-St. Bedarf 9
Apotheken-Nummer/IK
Zuzahlung
Gesamt-Brutto
Pharmazentral-Nr.
Faktor
Taxe
Arztstempel
Unterschrift des Arztes
Klinik und Poliklinik für
Anaesthesiologie und Operative
Intensivmedizin
der Universität zu Köln
- Schmerzambulanz -
Dr. med. Detlev Zech, Anaesthesist
Jos.-Stelzmann-Str. 9 - 50924 Köln
Tel.: (02 21) 478 - 48 84
*) Unfalltag/Unfallbetrieb

Abb. 12

Korrekturen

Fehler beim Ausstellen eines BtM-Rezeptes darf der Arzt korrigieren. Dies muß handschriftlich und auf allen 3 Durchschlägen erfolgen sowie an jeder Änderung durch Unterschrift bestätigt werden. Erkennt der Apotheker formale Fehler oder Lücken, darf auch er diese korrigieren, wenn er (telefonisch) mit dem verschreibenden Arzt Rücksprache genommen hat. Der verschreibende Arzt muß diese Änderungen nach der Rücksprache auch auf seinem Durchschlag des Rezeptes vornehmen.
Der Zusatz „A", bei Abweichungen von den Vorschriften, darf jedoch nicht vom Apotheker nachgetragen werden.

2. Verschreibung von Betäubungsmitteln für den Stationsbedarf in der Klinik

Betäubungsmittel für den Stationsbereich dürfen nur auf einem *BtM-Anforderungsschein* verschrieben werden. BtM-Anforderungsscheine werden von der Bundesopiumstelle auf Anforderung an den Arzt, der ein Krankenhaus oder eine Krankenhausabteilung leitet, ausgegeben. Sie sind nur zur Verwendung in der vom anfordernden Arzt geleiteten Einrichtung bestimmt und dürfen an Leiter von Teileinheiten weitergegeben werden (Abb. 13).
BtM-Anforderungsscheine sind wie die BtM-Rezepte dreiteilig. Für das Aufbewahren und das Ausfüllen der BtM-Anforderungsscheine gelten die selben Vorschriften wie für BtM-Rezepte.

Über den Verbleib und Bestand der Betäubungsmittel sind fortlaufend Aufzeichnungen in Büchern nach amtlichem Formblatt zu führen.

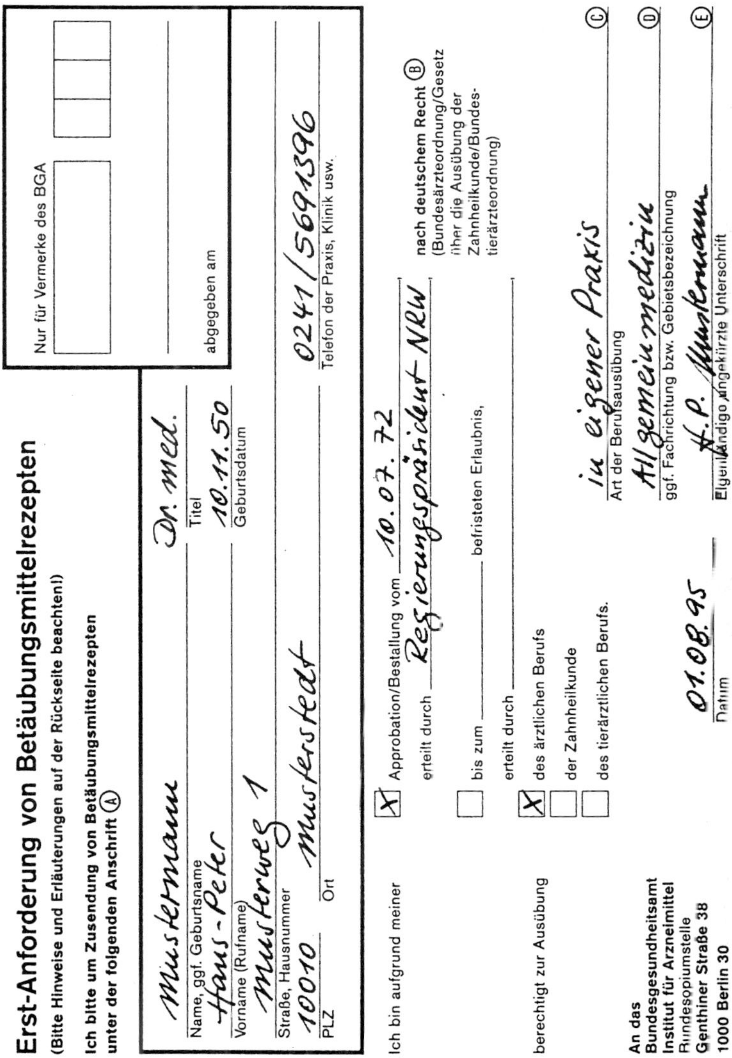

Erst-Anforderung von Betäubungsmittelrezepten
(Bitte Hinweise und Erläuterungen auf der Rückseite beachten!)

Ich bitte um Zusendung von Betäubungsmittelrezepten unter der folgenden Anschrift (A)

Mustermann
Name, ggf. Geburtsname

Dr. med.
Titel

Hans-Peter
Vorname (Rufname)

10.11.50
Geburtsdatum

Musterweg 1
Straße, Hausnummer

10010
PLZ

Musterstedt
Ort

0241/5691396
Telefon der Praxis, Klinik usw.

Nur für Vermerke des BGA

abgegeben am

Ich bin aufgrund meiner
[X] Approbation/Bestallung vom 10.07.72
erteilt durch Regierungspräsident NRW **nach deutschem Recht** (B) (Bundesärzteordnung/Gesetz über die Ausübung der Zahnheilkunde/Bundestierärzteordnung)
[ ] bis zum ______ befristeten Erlaubnis,
erteilt durch ______

berechtigt zur Ausübung
[X] des ärztlichen Berufs
[ ] der Zahnheilkunde
[ ] des tierärztlichen Berufs.

in eigener Praxis
Art der Berufsausübung (C)

Allgemeinmedizin
ggf. Fachrichtung bzw. Gebietsbezeichnung (D)

01.08.95
Datum

H.P. Mustermann
Eigenhändige, ungekürzte Unterschrift (E)

An das
Bundesgesundheitsamt
Institut für Arzneimittel
Bundesopiumstelle
Genthiner Straße 38
1000 Berlin 30

Abb. 13 BtM-Anforderungsschein für die Klinik

Anhang 2: Schmerzskalen, Verordnungsbogen und Musterarztbriefe

Formular 1: Körperschema von ventral und dorsal

Hier kann der Patient Schmerzlokalisation(en) und Schmerzausstrahlung einzeichnen. Nach der körperlichen Untersuchung kann der Arzt entsprechende Ergänzungen anfügen. Beispielhaft wurde eine charakteristische Schmerzangabe beim Pankreaskarzinom (1) und beim rezidivierten Rektumkarzinom (2) eingezeichnet.

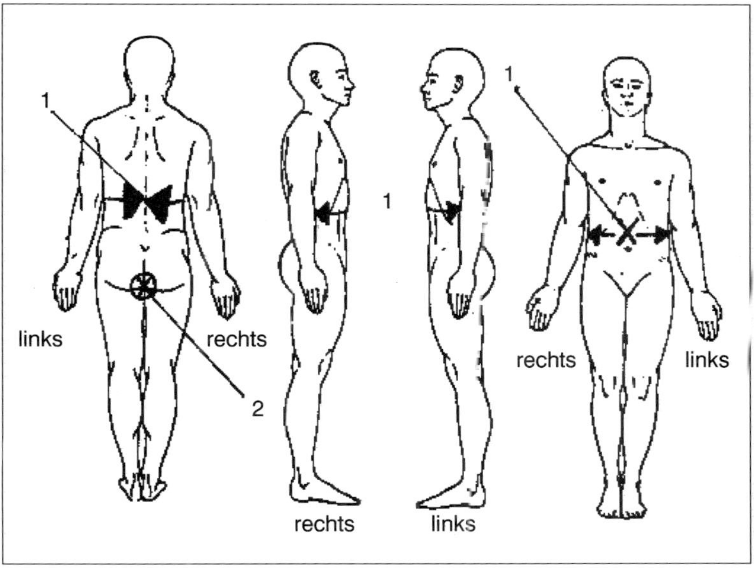

Formular 1: Wo sind Ihre Schmerzen?

Bitte lesen Sie die folgenden Informationen sehr sorgfältig. Bitte zeigen Sie mit Hilfe der Zeichnungen genau, wo Ihre Schmerzen sind.

1. **Machen Sie auf der entsprechenden Zeichnung ein Kreuz, wo Sie Ihre Schmerzen spüren.**
2. **Falls Ihre Schmerzen an diesem Punkt beginnen und in einen anderen Teil des Körpers ausstrahlen, zeichnen Sie bitte einen Pfeil, der vom Ausgangspunkt der Schmerzen bis zu dem Körperteil zeigt, in den die Schmerzen ausstrahlen.**
3. **Falls ein größeres Gebiet des Körpers schmerzt, schraffieren Sie es bitte mit einem Stift.**

Formular 2: Adjektivliste zur Beschreibung der Schmerzcharakteristik

Grundsätzlich wird zwischen sensorischen und affektiven Adjektiven unterschieden.

I.-Nr.: **Datum:**

Schmerzwörterliste

Kreuzen Sie bitte alle Wörter an, die Ihr gegenwärtiges Schmerzerleben und Schmerzempfinden beschreiben:

durchzuckend	☐	dumpf	☐
einschießend	☐	drückend	☐
blitzartig	☐	stechend	☐
belastend	☐	bohrend	☐
entmutigend	☐	**plagend**	☐
deprimierend	☐	**quälend**	☐
ausstrahlend	☐	**folternd**	☐
brennend	☐	**Übelkeit erregend**	☐
unangenehm	☐	**bedrückend**	☐
störend	☐	**beängstigend**	☐
furchtbar	☐	**beklemmend**	☐
ziehend	☐	anfallartig	☐
reißend	☐	**aggressiv**	☐
krampfartig	☐	**erschöpfend**	☐
		sonstige ____________	☐
		____________	☐

Formular 2

Formular 3: Schmerztagebuch zur Selbsteinschätzung durch den Patienten

Angabe der Intensität von Schmerzen und anderen Symptomen (Krankheitsbeschwerden, Nebenwirkungen der Therapie); Frequenz, Dauer und Intensität von Schmerzattacken; Einnahme von Zusatzmedikationen (Analgetikum, Dosierung, Anzahl), Schlafzeit und Aktivität.

S c h m e r z t a g e b u c h

Name: Josef Müller Datum: 10.5.90

Bitte geben Sie an, wie stark Ihre Schmerzen heute zu den verschiedenen Tageszeiten sind. Machen Sie bitte ein Kreuz in die zutreffende Sparte:

	morgens	nachmittags	abends	nachts
keine Schmerzen				
leichte Schmerzen		X	X	X
mäßige Schmerzen	X			
starke Schmerzen				
sehr starke Schmerzen				
stärkster vorstellbarer Schmerz				

Bitte stellen Sie sich vor, Sie hätten ein Lineal von 0 - 100, mit dem Sie messen könnten, wie stark Ihre Schmerzen sind.

0 bedeutet: keine Schmerzen 100 bedeutet: stärkster vorstellbarer Schmerz

Geben Sie bitte für Ihre Schmerzstärke die zutreffende Zahl zwischen 0 und 100 zu den verschiedenen Tageszeiten an:

morgens 30 nachmittags 10

abends 15 nachts 20

Mußten Sie heute zusätzlich Schmerzmedikamente einnehmen ?

nein ____ ja X, welche? Morphin-Lösung wieviel? 2 x 15 ml

Hatten Sie heute Schmerzattacken ? Wie oft am Tag ? 2 X

Wie stark waren diese Schmerzattacken? 0 - 100 60

Wie lang dauerten die Schmerzen an? 20 Minuten

Begleiterscheinungen und/oder Nebenwirkungen:

	überhaupt nicht	wenig	mäßig	sehr	Anzahl?
Durchfall	X	0	0	0	
Verstopfung	0	0	0	X	
Schwindel	X	0	0	0	
Übelkeit	0	0	X	0	
Erbrechen	0	0	0	X	5X
Luftnot	X	0	0	0	
Schwitzen	0	X	0	0	
Juckreiz	0	X	0	0	
Mundtrockenheit	0	0	X	0	
Müdigkeit	0	X	0	0	

Wieviel Stunden haben Sie heute nacht geschlafen? 5 Std.

Wieviel Stunden haben Sie sich heute belastet? 4 Std.

Formular 3

Formular 4: Verordnungsbogen für die Dauermedikation im stationären Bereich

Angabe des Medikamentennamens, der Indikation, der Applikation, der Dosierung und des Applikationsintervalles der regelmäßig verabreichten Medikation. Zur Vermeidung von Verwechslungen sind Galenik (z. B. Retardtabl.) und Einzeldosierung (besonders bei Verfügbarkeit verschiedener Handelsformen, z. B. Tramal Ampullen zu 50 mg und 100 mg) exakt einzutragen!

DAUERMEDIKATION							NAME Niemand, Hans						
1990						Datum	19/11	20/11	21/11	22/11	23/11	24/11	25/11
						Zeit							
M-long 30					01								
	Appl.	Dosis	Beginn	Unterschr.	05	1 Tbl.	✓						
	oral	1 Kps.=30 mg	19.11.	Zch	09								
					13	1 Tbl.	✓						
					17								
					21	1 Tbl.							
Froben Drg.					01								
	Appl.	Dosis	Beginn	Unterschr.	05	1 Drg.	✓						
	oral	1 Drg.=50 mg	19.11.	Zch	09	1 Drg.	✓						
					13	1 Drg.	✓						
					17	1 Drg.							
					21	2 Drg.							
Fortecortin Tbl.					01								
	Appl.	Dosis	Beginn	Unterschr.	05								
	oral	1 Tbl.=4 mg	19.11.	Zch	09	2 Tbl.	✓						
					13								
					17								
					21								
Zantic 300 Tbl.					01								
	Appl.	Dosis	Beginn	Unterschr.	05								
	oral	1 Tbl.=300 mg	19.11.	Zch	09								
					13								
					17								
					21	1	✓						
Bifiteral Saft					01								
	Appl.	Dosis	Beginn	Unterschr.	05								
	oral	1 EL	19.11.	Zch	09	1 EL	✓						
					13								
					17								
					21	1 EL							
Laxoberal Trpf.					01								
	Appl.	Dosis	Beginn	Unterschr.	05								
	oral	20 Trpf.	19.11.	Zch	09	20 Trpf.	✓						
					13								
					17	20 Trpf.							
					21								

Formular 4

Formular 5: Verordnungsbogen für Zusatzmedikation im stationären Bereich

Angabe des Medikamentennamens, der Indikation, der Applikationsart und der Dosierung. Um dem Pflegepersonal ein schnelles Eingreifen zu ermöglichen, sollte beim terminalen Patienten immer die unten aufgeführte Notfallmedikation angeordnet werden.

DIAGNOSE: Prostata Ca.	NAME: Niemand, Hans
ALLERGIEN: Ø	GEBURTSDATUM: 1. 11. 11

ZUSATZMEDIKATION

Datum	Zeit	Dosis	von	Datum	Zeit	Dosis	von
19.11.	9.00	15 ml	He				

Morphinlösung 1:1
Indikation: Schmerzen

Appl.	Dosis	Beginn	Unterschrift
oral	15 ml = 15 mg	19.11.	Fch

Noctamid 1,0
Indikation: Einschlafstörung

Appl.	Dosis	Beginn	Unterschrift
oral	1-2 Tbl. = 1-2 mg	19.11.	Fch

Vomex A Supp.
Indikation: Übelkeit

Appl.	Dosis	Beginn	Unterschrift
rektal	1 Supp. = 150 mg	19.11.	Fch

Dulcolax Supp.
Indikation: Obstipation

Appl.	Dosis	Beginn	Unterschrift
rektal	1 Supp. = 10 mg	19.11.	Fch

NOTFALLMEDIKATION

Datum	Zeit	Dosis	von	Datum	Zeit	Dosis	von

MORPHIN - HCL
Indikation: starke Schmerzen, Luftnot, Notfall

Appl.	Dosis	Beginn	Unterschrift
s.c.	1 Amp. = 10 mg	19.11.	Fch

PSYQUIL
Indikation: Unruhe, Luftnot, Notfall

Appl.	Dosis	Beginn	Unterschrift
i.m.	1 Amp. = 10 mg	19.11.	Fch

SCOPOLAMIN
Indikation: Rasseln, Notfall

Appl.	Dosis	Beginn	Unterschrift
s.c.	½-1 Amp.	19.11.	Fch

Formular 5

Formular 6: Therapieplan für die ambulante Behandlung

Im oberen Teil Angabe der regelmäßig einzunehmenden Medikamente, im unteren Teil Angabe der Bedarfsmedikation. Die Einnahmezeitpunkte werden in Absprache mit Patient und Angehörigen festgelegt.

Name: J. Müller

THERAPIEPLAN

Datum: 20.3.90

Institut für Anästhesiologie
der Universität zu Köln
Direktor: Prof. Dr. W. Buzello
Schmerzambulanz
Joseph-Stelzmann-Str. 9
5000 Köln 41
Tel.: 0221/478-4884

Medikament	7:00	:00	15:00	:00	23:00	:00	Verwendungszweck
Proxen 500 Tbl.	1		1		1		1. Schmerzmittel
M-long 60 Kps.	1		1		1		2. Schmerzmittel
Zantic 300 Tbl.					1		Magenschutz
Bifiteral Saft					2 EL		Verstopfung
Haldol Tropf.	3		3		5		Übelkeit

Zusatzmedikation	(bitte Uhrzeit der Einnahme eintragen)	Einnahme bei:
Morphin-Lösung 15ml		Schmerzattacken
Vomex A Zäpfchen 1x		Übelkeit
Dulcolax Zäpfchen 1x		Verstopfung
Noctamid 1 1-2 Tbl.		Einschlafstörung

Formular 6

Formular 7: Musterarztbrief bei ambulanter parenteraler Opioidanalgesie

In Ergänzung zum normalen Arztbrief erfolgt zur besseren Unterrichtung des betreuenden Hausarztes die Angabe von Applikationsmodus, Pumpentyp, verabreichter Medikation (Opioid, Dosis, Volumen), Füllungsfrequenz und Flußrate.

INSTITUT FÜR ANAESTHESIOLOGIE
DER UNIVERSITÄT KÖLN

5 KÖLN 41, den
Joseph-Stelzmann-Straße 9
Fernruf 4781
Bei Durchwahl 478/4807

Schmerzambulanz: Dr. D. Zech
Abt. Az.: Tel. 0221/478-4884

Es wird gebeten, im Antwortschreiben Datum und dieses Aktenzeichen anzugeben.

Betr.: Durchführung einer ambulanten s.c./i.v. Opiatanalgesie bei Ihrem Patienten/in
Herr/Frau ....

....

....

Pumpentyp: ....Perfusor M (Fa. Braun)..

Medikation: .Morphin 50 mg/d mit isoton. NaCl auf 10 ml aufziehen!

Füllungsfrequenz: ..1x/24h....................

Flussraten: 1....10 ml/Tag...........

2............................

3............................

4............................

5............................

6............................

~~Orale / parenterale~~ Zusatzmedikation:

...........Froben Supp. 3x1/d.........

...........Dulcolax Supp. 1x1/d.........

....

....

....

Die fortlaufende Kontrolle des Injektionsortes und Lokalisationswechsel bei Gewebereaktion (durchschn. 3-6tägig) wird erbeten.

Formular 7

Formular 8: Musterarztbrief bei ambulanter rückenmarksnaher (epiduraler/intrathekaler) Opioidanalgesie

In Ergänzung zum normalen Arztbrief erfolgt zur besseren Unterrichtung des betreuenden Hausarztes die Angabe der Punktionshöhe (lumbal/thorakal), des Kathetertyps, der Portlokalisation, des Applikationsmodus (Bolus/Pumpe), des Pumpenmodells, der verabreichten Medikamente, der Flußrate und der Füllungsfrequenz des Pumpenreservoirs sowie hygienische Hinweise (Bakterienfilterwechsel).

INSTITUT FÜR ANAESTHESIOLOGIE
DER UNIVERSITÄT KÖLN

5 KÖLN 41, den
Joseph-Stelzmann-Straße 9
Fernruf 4781
Bei Durchwahl 478/4807

Schmerzambulanz: Dr. D. Zech
Abt.: Az.: Tel. 0221/478-4884

Es wird gebeten, im Antwortschreiben Datum und dieses Aktenzeichen anzugeben.

Betr.: Durchführung einer ambulanten periduralen Opiatanalgesie
bei Ihrem Patienten/in
Herr/Frau ....
....
....

Katheter-Nr.: 2
Implantationsdaten: 10.7.90
Lokalisation: LWK 2/3 Tunnelung re/li ......cm
Port (ja) nein ——→ Lokalisation Port: re. Rippenbogen

a) Bolusinjektionen: via „Dose Taste" der Pumpe
Opiat: Morphin 10mg ....ml
Lokalanaesthetikum: ≙ 4 ml
NaCl 0,9%: ....ml
Frequenz: 360 Min ≙ 6/stdl.
Wechsel Bakterienfilter: ... / .... /tägig

b) Pumpe (ja) nein Modell: Deltec CADD-PCA (Fa. Pharmacia)
Reservoir: Füllung mit Opiat: Morphin (220mg) 22 ml
Carbostesin 0,25% Lokalanaesthetikum: 28 ml
NaCl 0,9%: 50 ml
Gesamtvolumen: 100 ml
Fluss/d: 12 ml/d ≙ 30mg Morphin/d
Wechsel u. Füllung Reservoir: 7 /tägig
Wechsel Bakterienfilter: 7 /tägig

(Orale) / parenterale Zusatzmedikation:
Proxen Supp. 3×1/d
Bifiteral Saft 2EL
Noctamid 1 1×1 nocte
....

Bitte Katheterpflegebogen beachten!

Formular 8

Weiterführende Literatur

1. *Albinus, M., W. Hempel:* Analgetika und Schmerztherapie. Wissenschaftliche Verlagsgesellschaft mbH, Stuttgart 1988
2. *Chapman, C. R., K. M. Foley:* Current and emerging issues in cancer pain: research and practice. Raven Press, New York 1993
3. *Cousins, M. J., P. O. Bridenbaugh:* Neural blockade, 2nd ed. Lippincott, Philadelphia 1988
4. *Delbrück, H.:* Lebensqualität in der Tumornachsorge, Bd. 2. Zuckschwerdt, München 1990
5. *Doyle, D., G. W. C. Hanks, N. MacDonald:* Oxford Textbook of Palliative Medicine. Oxford University Press, Oxford 1993
6. *Eriksson, E.:* Atlas der Lokalanaesthesie. Springer, Berlin 1980
7. *Gross, D.*: Therapeutische Lokalanaesthesie. Hippokrates, Stuttgart 1985
8. *Hankemeier, U., I. Bowdler, D. Zech:* Tumorschmerztherapie. Springer, Berlin 1989
9. *Hildebrand, B., D. Zech:* Krebsschmerz lindern. Informationen zur Tumorschmerztherapie für Patienten und Angehörige. Fa. Grünenthal, Referat Schmerztherapie, Stolberg 1991
10. *Jage, J.:* Medikamente gegen Krebsschmerzen. Wirkungen und Nebenwirkungen. Ed. Medizin, VCH, Weinheim 1991
11. *Kossmann, B., F. W. Ahnefeld, J. Bowdler, M. Zimmermann:* Manual 4: Schmerztherapie. Kohlhammer, Stuttgart 1986
12. *Levy, M. H.:* Symptom control manual. In: *Cassileth,* B. R., P. A. *Cassileth* (eds.): Clinical care of the terminal cancer patient. Lea & Febiger, Philadelphia 1982
13. *Patt, R. B.:* Cancer pain. Lippincott Company, Philadelphia 1993
14. *Pichlmaier, H., J. M. Müller, J. Jonen-Thielemann:* Palliative Krebstherapie. Springer, Heidelberg 1991
15. Regionalanaesthesie. Gustav Fischer, Stuttgart-New York 1989
16. *Regnard, C. F. B., A. Davies:* A guide to symptom relief in advanced cancer. Haigh and Hochland LTD, Manchester 1986
17. *Saunders, C.:* The management of terminal malignant disease. Edward Arnold, London 1984
18. *Saunders, C., M. Baines:* Living with dying. Oxford University Press, Oxford 1984

19. *Schwarz, R., S. Zettl:* Psychosoziale Krebsnachsorge in Deutschland. Eine Standortbestimmung. Gustav Fischer, Heidelberg 1991
20. *Twycross, R.:* Pain relief in advanced cancer. Churchill Livingstone, Edinburgh 1994
21. Weltgesundheitsorganisation: Therapie tumorbedingter Schmerzen. AV-Kommunikation und Medizin-Verlag, München 1988
22. *Zech, D. F. J., S. Grond et al.:* Validation of World Health Organization Guidelines for Cancer Pain Relief. A 10-year prospective study. Pain 63: 65–76, 1995
23. *Zenz, M., I. Jurna:* Lehrbuch der Schmerztherapie. Wissenschaftliche Verlagsgesellschaft, Stuttgart 1993
24. *Zielinski, H., M. Pfreundschuh, S. Schug, D. Zech:* Palliative Therapie bei Krebspatienten. Karger, Basel-München 1990
25. *Zimmermann, M.:* Pain in the cancer patient. Springer, Berlin 1984
26. *Zimmermann, M., H. O. Handwerker:* Schmerz. Springer, Berlin 1984

Sachregister